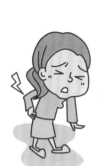

1分钟
缓解腰痛

久治不好的腰痛，
2个网球帮你搞定！

[日] 酒井慎太郎◎著　高智贤◎译

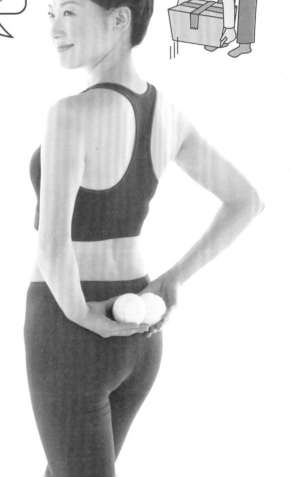

长江出版传媒

湖北科学技术出版社

给深受腰痛之苦的人……

腰痛是困扰现代人的一种国民病。

根据日本的调查，每3人之中就有1人患有腰痛，大约有80％的人在一生之中发生过1次以上的腰痛。其中，15％的腰痛能够找出病因，剩余的85％则原因不明。本诊所开业至今已经12年了，治疗过的患者约有60万人，借由口耳相传、媒体报道，来本诊所求诊的患者除了来自日本各地，还有从海外远道而来的。在医疗技术发达的现代，因腰痛而苦的人却依旧那么多，而且还被列为国民病，这实在是令人惊讶！

目前并没有哪种治疗方式完全适用于各种腰痛，而我个人认为不论是手术还是复健，只要能减缓症状的都是好方法。医院疼痛科与身心医学科的医师们都曾针对腰痛进行研究并发现，由日常生活习惯所引发的腰痛远多于外伤造成的腰痛。若仅凭问诊、医学影像等检查，我们将很难发现腰痛的主因，这或许是85％的腰痛之所以原因不明的真相吧！

我自己也曾饱受腰痛之苦，经过长期治疗后才得以痊愈。根据自身的经验，诊疗室里的每个检查过程都非常重要，然而，不论是多么精密的医学检查，都不如个体的感受来得准确。因此，治疗腰痛的关键是"找出造成腰痛的真正原因"，此外，还要通过加强自我照护的方式来降低腰痛的复发率，如此才不会沦为暂时性的止痛治疗。

本书重点讲解腰痛发生的原因（对病因的追溯）和自我照护，并把本诊所的"关节囊内矫正术"简化成让大家都能在家里轻松做、名为"ROM体操"的居家版本。了解腰痛的成因，再借由ROM体操来治疗，同时找出隐藏在日常生活中的不良姿势，以达到腰痛不再复发的目标。

本书若能帮助经年深受腰痛之苦的读者们，我将备感荣幸。

酒井诊所团队代表、柔道整复师　酒井慎太郎

Contents

目录

PART 1
了解腰痛

常见的腰痛情景

目录

PART 2
治疗腰痛

Contents

目录

PART 3
腰痛不再来

Contents

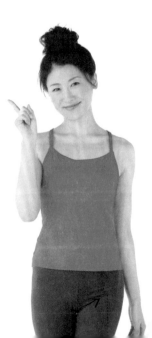

什么是 ROM 体操？

Range Of Motion

↓

可动范围

酒井式治疗法认为腰痛的病因并不在于脊椎，而是骨盆中的"荐髂关节"（参照 P46），荐髂关节若发生损伤，会使骨盆的可活动范围变窄、身体重心失衡，进而发生腰痛。而"ROM 体操"就是针对疼痛的根源——荐髂关节进行治疗，借由重新调整骨盆的可活动范围与身体重心来达到改善腰痛的目标。

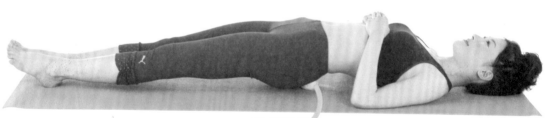

使用网球来做 ROM 体操吧！
做 ROM 体操时必须使用到硬式网球。虽然 ROM 体操只是一种把网球放在腰部下方并躺平的简易体操，却能有效舒缓、预防多数的腰痛。

※ 硬式网球在运动用品店或百元商店里就能买到。

检测自己腰痛的类型

本书将腰痛分成 3 种类型：前弯疼痛型、后仰疼痛型和其他型，并针对这些类型进行详细解说。请使用检查表（参照 P39）来了解自己属于哪一种类型的腰痛。

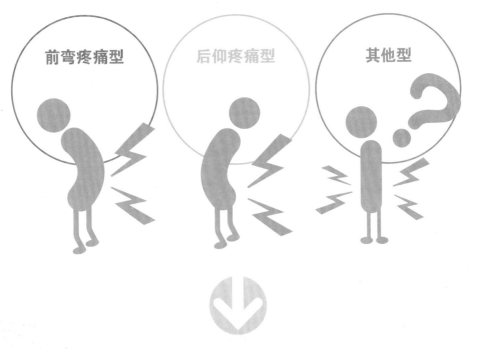

前弯疼痛型　　　后仰疼痛型　　　其他型

针对自己的腰痛类型来选择合适的体操吧！

● 属于"前弯疼痛型"的人请参照 P58 ~ P77，"后仰疼痛型"请参照 P78 ~ P93，"其他型"请参照 P104 ~ P107。

● 舒缓腰痛的基本体操请参照 P10 ~ P17，可依自己的腰痛类型剪下该页放在枕头边或外出携带使用。

● 为了根治腰痛，最重要的是改善日常生活中的各种不良姿势，所以除了体操还要搭配 PART3 的生活指导一起施行。

注意事项：
只要持续进行 ROM 体操 2 ~ 3 周，就能感受到明显效果。但若症状加重，请立刻停止体操并尽快就医。

前弯
疼痛型篇

只要 2 分钟！ **早晚各 1 次！**

舒缓腰痛的基本体操

若属于"前弯疼痛型"，适合的基本体操组合为"ROM 体操（荐髂关节）＋趴姿后弯体操"。在起床后和睡前都各做 1 分钟，就能有效舒缓腰痛并达到预防的效果。

 1次1分钟

 1次1分钟

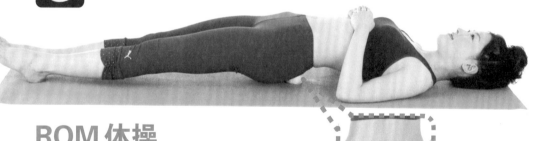

ROM 体操

把网球放在荐髂关节的上方，仰躺在网球上，全身放松维持姿势1分钟。
→参照 P66 ~ P69

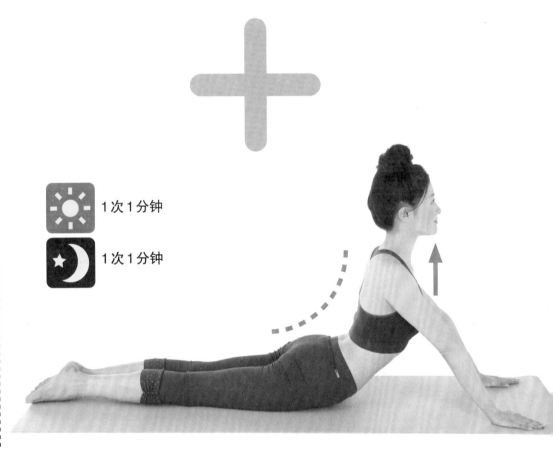

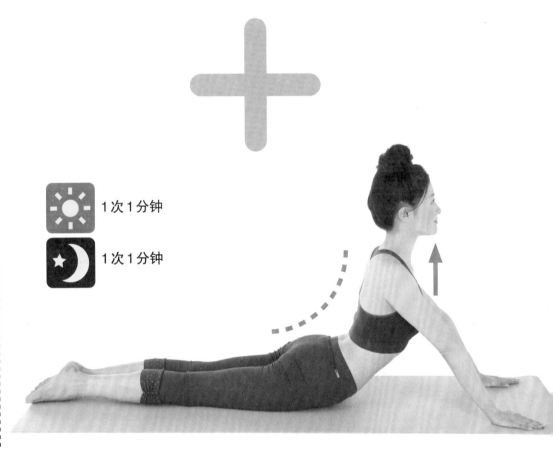 1次1分钟

1次1分钟

趴姿后弯体操

俯卧在地板上，双手置于脸部两侧，手肘
弯曲靠在地板上，吸气。吐气时，慢慢把
手伸直让上半身抬起，让肚脐离开地面，
维持此姿势1分钟。

→参照P71

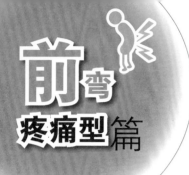

前弯
疼痛型篇

早晚的基本体操 ✚
腰痛舒缓操

以基本体操搭配趴姿后弯体操或其衍生的变化型，将过于前倾的重心调整回来，
并放松紧绷的肌肉，能有效提升舒缓与预防腰痛的效果。

起床后的
基本体操

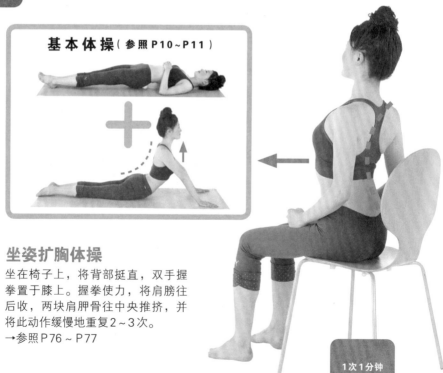

基本体操（参照P10~P11）

坐姿扩胸体操

坐在椅子上，将背部挺直，双手握
拳置于膝上。握拳使力，将肩膀往
后收，两块肩胛骨往中央推挤，并
将此动作缓慢地重复2~3次。
→参照P76~P77

1次1分钟
1天5~6次

趴姿后弯体操

俯卧在地板上，双手放于脸部两侧，手肘弯曲靠在地板上，吸气。吐气时慢慢把手伸直，挺起上半身让肚脐离开地面，保持此姿势1分钟。

→参照P71

适合在家里或
办公室做，
good！

1次1分钟
1天5～6次

基本体操（参照P10~P11）

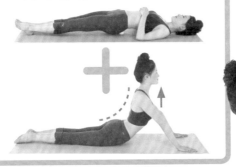

+

睡前的
基本体操

推墙后仰体操

站在墙壁前，手掌放于墙壁上，伸直手臂推挤墙面，使身体后仰。

→参照P73

1次1分钟
1天5～6次

13

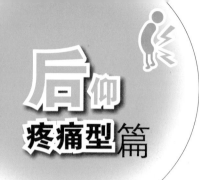

后仰疼痛型篇

只要 2 分钟！ **早晚各 1 次！**

舒缓腰痛的基本体操

适合身体往后仰会疼痛的基本体操是"ROM 体操（尾椎骨）＋正坐前弯体操"。
起床后和睡前各做 1 分钟，能有效舒缓腰痛并达到预防的效果。

 1次1分钟

 1次1分钟

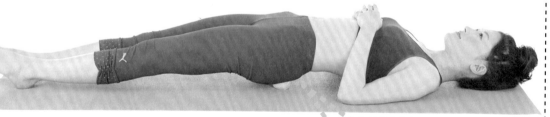

ROM 体操

把网球放在尾椎骨上方，全身放松，平躺在球上且不使用枕头，维持此姿势1分钟，建议在地板等平坦的地面进行。
→参照 P86～P88

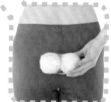

请沿虚线剪下

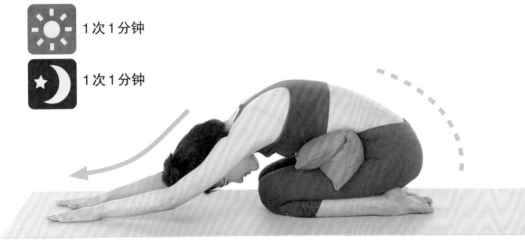

1次1分钟

1次1分钟

正坐前弯体操

采取将背挺直的正坐姿势，将软垫放在腹部上，上半身朝前方趴下，双手向前方伸展使腰部完全弯曲，可感觉到背部肌肉往前伸展。

→参照P91

后仰

疼痛型篇

早晚的基本体操 ╋
腰痛舒缓操

基本体操加上正坐前弯体操或其变化形体操能让腰部完全弯曲，达到舒缓脊椎骨的紧张状态，以及提升舒缓与预防腰痛的效果。

起床时的
基本体操

1次1分钟
1天5～6次

坐姿式正坐前弯体操

坐在椅子上，背部挺直，把软垫放在腹部，上半身往前下弯，两手抓住脚踝。两脚慢慢往前滑动，让腰部弯曲。
→参照P92～P93

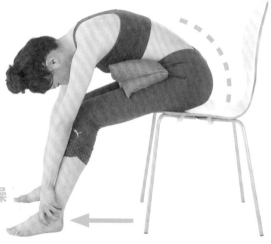

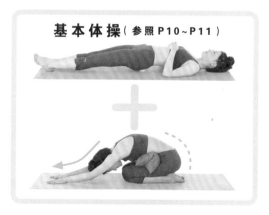

基本体操（参照P10～P11）

适合在家里或
办公室做，
good！

正坐前弯体操

采用正坐姿势，背挺直，将
软垫放在腹部处，上半身朝
前方趴下，两手缓缓向前延
伸，使腰部完全弯曲，可感
觉到背部肌肉的伸展。

→参照P91

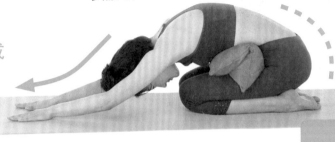

1次1分钟
1天5～6次

基本体操（参照P10~P11）

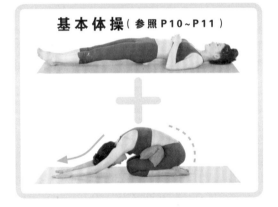

睡前的
基本体操

★如果外出时经过公园

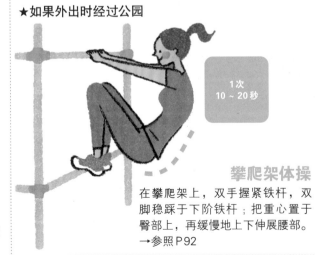

1次
10～20秒

攀爬架体操

在攀爬架上，双手握紧铁杆，双
脚稳踩于下阶铁杆；把重心置于
臀部上，再缓慢地上下伸展腰部。

→参照P92

感谢酒井医师的关节囊内矫正术，让我们跟腰痛说拜拜！

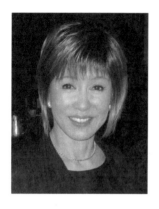

改善腰痛终于能放心工作

● 女艺人　十朱幸代

　　酒井医师说我是因为长时间维持标准姿势才引发腰痛的，我觉得很惊讶。感谢酒井医师的关节囊内矫正术，让我能全身心地投入到演艺工作中。

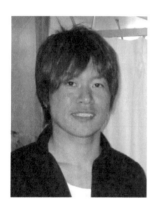

对腰痛的担忧已经消失

● 幌冈萨多职业足球队的守门员　高木贵弘

　　过去的我一直认为腰痛是守门员的宿命，但开始定期接受治疗后，恼人的腰痛就不再来了。从此之后我只须努力并拼出好成绩，腰痛对我来说已经没什么好怕的了！

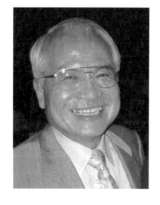

关节囊内矫正术是划时代的无痛疗法

● 前东京慈惠会医科大学副教授，医学博士　幡场良明

　　由酒井医师首创的划时代无痛疗法"关节囊内矫正术"，既不是针灸也并非按摩，却能改善由腰痛、椎管狭窄症所引发的发麻、疼痛，以及间歇性跛行。只要了解腰痛的病因并找出适当的治疗方法，同时遵守医师的日常生活动作指导，就能减轻腰痛。

ROM 体操——关节囊内矫正术简化版
我们都在做！

原以为是老化引起而放弃治疗的腰痛居然改善了

山口久美子（58岁·女性·校对人员）

自从10年前轻微闪到腰后，每次从椅子上起立时都会感到疼痛。去年，我以抱膝而坐的姿势观赏歌舞表演，在准备起身时却发现腰部无法出力，久久无法站起，此后腰部症状就时好时坏。

在工作时会不自觉的弓背，只有当腰部后仰时才能减缓腰痛，因此尝试了"前弯疼痛型"的ROM体操，只做一次就发现腰部四周的僵硬感消失了，腰痛也减轻了不少。后来才了解造成腰痛的原因是荐髂关节卡锁，多亏了ROM体操解决了多年的腰痛烦恼，治愈后我的心境开阔了，全身也舒坦了。

希望能早日解决游泳所引发的腰痛

佐藤亮（24岁·男性·游泳指导员）

我从小学到高中都在打棒球，而腰痛是在初中时期出现的，高中时腰部曾出现剧烈疼痛。我现在的工作是游泳指导员，每次在课程结束后或打扫卫生等身体倍感疲劳的状态下，疼痛更是剧烈。

在使用腰痛检查表后，得出A者1分、B者3分、C者3分、D者5分的结果，属于"后仰疼痛型"的腰痛，接着就尝试了此类型的ROM体操。3天后，疼痛症状开始减轻，2周后平日会出现的疼痛都逐渐消失，身体后仰产生的痛感已经减弱。虽然在游泳后、打扫时还是会有些疼痛，但相信将ROM体操持之以恒地做下去，最终能治愈腰痛，真的非常感谢酒井医师的ROM体操。

让腰部恢复原有的柔软与弹性

渡边次郎（33岁·男性·公司职员）

　　自从初中时练体操受伤以来，腰部就一直不太舒服。数年前起，只要做前弯动作身体就会出现剧痛，经诊断后得知是椎间盘突出引发的腰痛，再加上梨状肌综合征导致肌肉紧绷，连带影响到臀部也出现疼痛。即便接受了椎间盘突出的治疗，但可能是参加卡巴迪（一种激烈的运动）的关系，弯腰动作所产生的疼痛令我倍感痛苦。自从开始做"后仰疼痛型"的ROM体操后，感觉到腰部逐渐轻松了，最棒的是能了解哪部分的肌肉较为紧绷，须特别注意并可通过伸展运动来舒缓。虽然还是会因练习卡巴迪而使腰部受伤，但只要一做ROM体操就能获得改善，让我得以全力参加比赛，这真是太棒了！

做体操时洋溢着舒服的感觉，我会继续做下去

曾井淳（55岁·男性·公司职员）

　　自从20年前患上腰痛以来，这个"腰痛魔"就一直纠缠着我。有时候工作忙碌坐一整天，光是打个喷嚏就闪到腰，而且腰部总是有种拉扯的疼痛。起初做瑜珈舒缓腰部的紧绷感，并依赖2周1次的针灸来舒缓腰痛。后来试着在起床后和睡前做"前弯疼痛型"ROM体操，体操很简易，且网球的硬度刚刚好，能够让肌肉放松且让人觉得舒服。虽然腰痛还没完全好，但相信每天做ROM体操，很快就会好的。

不想让剧烈的腰痛再次出现

渡边悠理（35岁·女性·摄影师）

　　我的职业是摄影师，外拍时常需要搬很重的摄影器材，使得腰部经常不适。在前年的夏天，吹了整晚的冷气后，腰部突然出现剧烈疼痛，甚至完全无法动弹；疼痛的范围从左腰到左脚，而早晨的疼痛最为强烈，每天都过着害怕起床的日子。

　　虽然也去医院扎针灸或者到骨科诊所接受治疗，但每当遇到天气变冷、想保持良好姿势等情况时，腰部就会不舒服。后来试着做了"后仰疼痛型"的ROM体操，把脊椎伸展开后感到全身舒畅，开始觉得腰部变轻松了，而为了避免那梦魇般的剧烈疼痛再度出现，我会不间断地做下去。

做体操是为了预防真正的腰痛

细谷琉璃子（43岁·女性·公司职员）

　　3个月前搬家时发觉腰部疼痛，此后在健身房跑步、长时间使用电脑等状况下，腰部就会出现沉重、紧绷等不适感。虽然还不到腰痛的程度，但为了预防演变成腰痛，我就尝试了"前弯疼痛型"的ROM体操。工作后做个体操，感觉腰部至背部的部分都柔软多了，甚至也改善了肩膀僵硬的情况。现在于日常生活中，都会特别注意姿势、动作的正确性，加上书中提到：跑步之所以会有不适感，或许是姿势不良造成的。因此，我在跑步前都会先照镜子检查姿势并确认身体重心的位置，至此之后腰部的不适感就没再出现了。在快要变成腰痛前能练习ROM体操，实在是太幸运了！

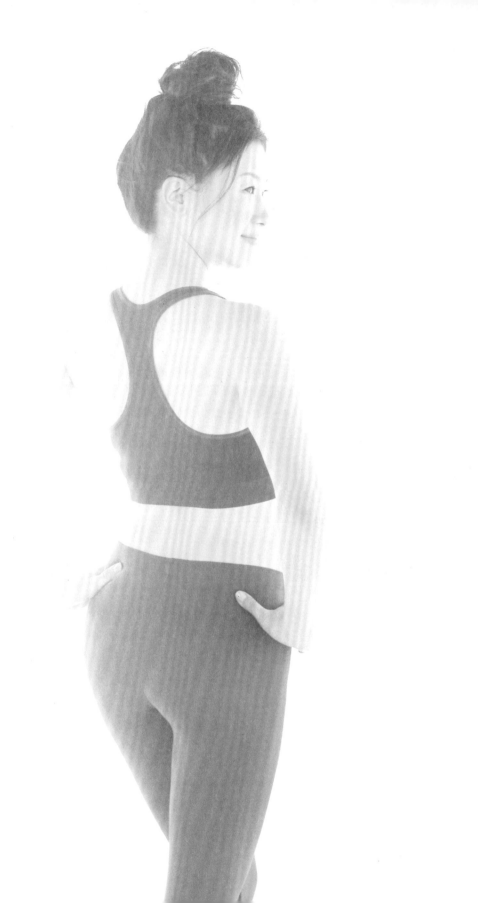

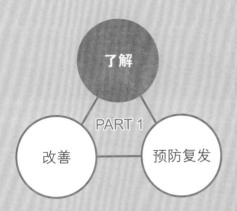

了解

PART 1

改善　　　　预防复发

了解腰痛

不管去哪家医院、接受什么治疗，都治不好腰痛，多半是急病乱投医所致。在尚未找出腰痛的病因前，当然也无法选出最适合的治疗方式。因此，真正的腰痛治疗必须从了解腰痛的原因和机制开始。

闪到腰的无限循环

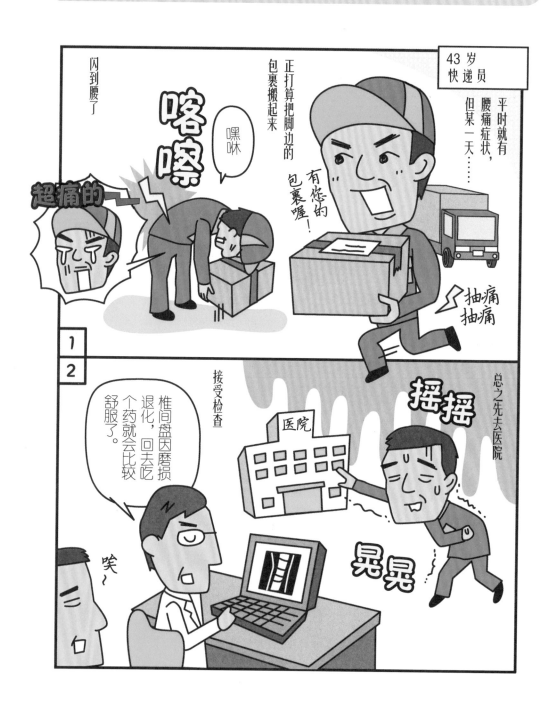

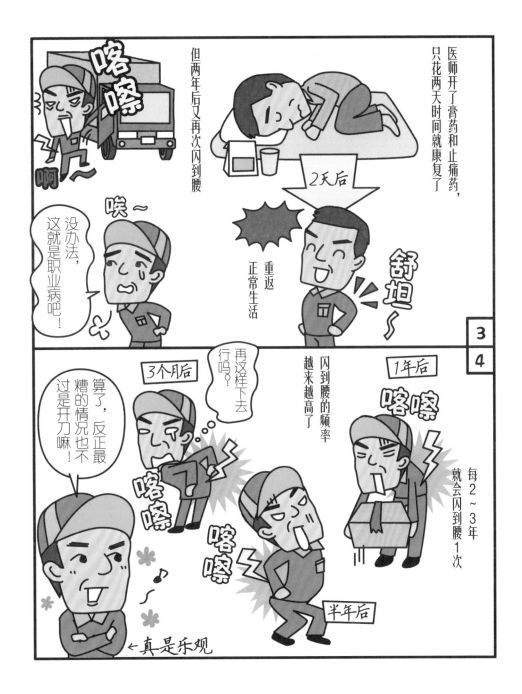

腰痛
治不好的
原因

没找出腰痛的根本原因

"闪到腰前往医院接受治疗→静养后恢复→再次闪到腰",这就是闪到腰的无限循环模式,办公室人员或是须保持弯腰姿势的职业,如驾驶员、照护人员、美容师等较常发生这种情况。

判定腰痛病因时,除了需要照X光或磁共振造影外,还要加上详尽的问诊和触诊;若没有找出腰痛的根本原因,也没有针对日常生活中的动作、姿势给予建议,只给患者开暂时性的止痛药或膏药贴,腰痛当然会一再复发。

有些人会因为"年纪大了""是职业病没办法啦"等想法,而对腰痛置之不理,如此一来,极可能会加重成椎间盘突出、腰椎崩解症、滑脱症、椎管狭窄症等。某些患者或许会认为:到最后大不了就开刀嘛!但若没找出主因,开完刀后腰痛也未必能改善。其实,只要找出腰痛的主因,再采取适当的治疗方式,大多数的腰痛都能好转。

明明超痛的，医师却说"没问题啊"

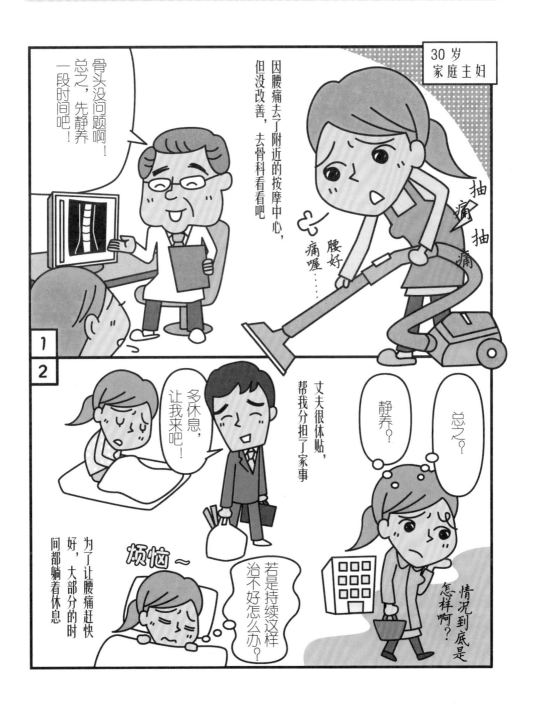

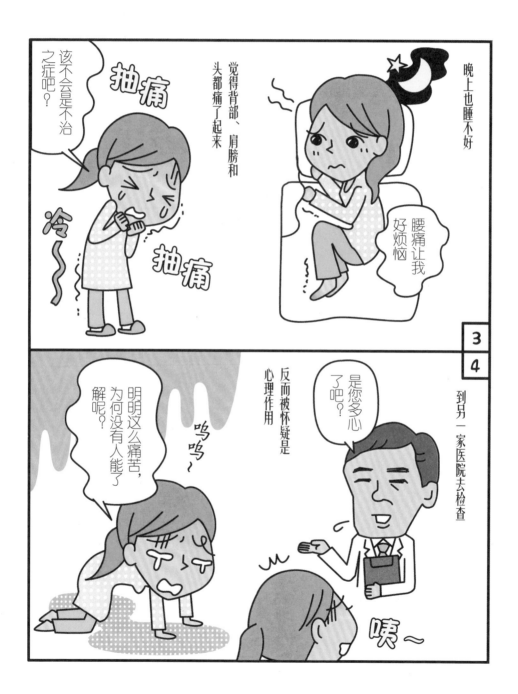

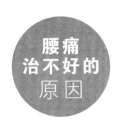

腰痛
治不好的
原因

过度的静养会使疼痛更加恶化

其实在"总之""静养"等字眼中都隐藏着危机，医师只说"总之"先休养一阵子，但期间多久、要注意哪些事情都没有进一步地说明，再加上不少人担心乱动会使病情加重，因而选择长时间卧床休养。这样活动量过少的情况会降低睡眠品质，易导致自律神经系统失调；交感神经的亢奋会使血管收缩、血流不顺，可能会造成身体不适。在此要特别提醒的是，并不是非得要等到疼痛完全消失才能活动，而是在疼痛程度可忍受的情况下就须进行一些适度的运动。

除了要针对静养的方式、时间进行确认，还要将引发腰痛的情况、事件、疼痛度等资讯详细告知医护人员。通过这些方式来让他们产生"原来是这样，我定能改善他的腰痛"的念头，也是就医时的重点之一。

患者本身对于疾病的感受比精密仪器要来得精准，或许照X光、磁共振造影时都没有发现异常，但造成腰痛的原因是一定存在的，因此，除了医师的帮助外，也可通过对自身的了解来找出腰痛的病因。

场景 3

明明动了手术却无法好转

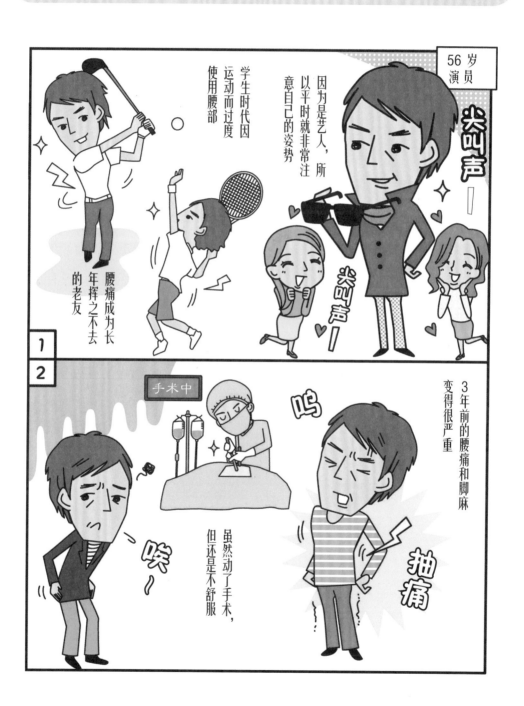

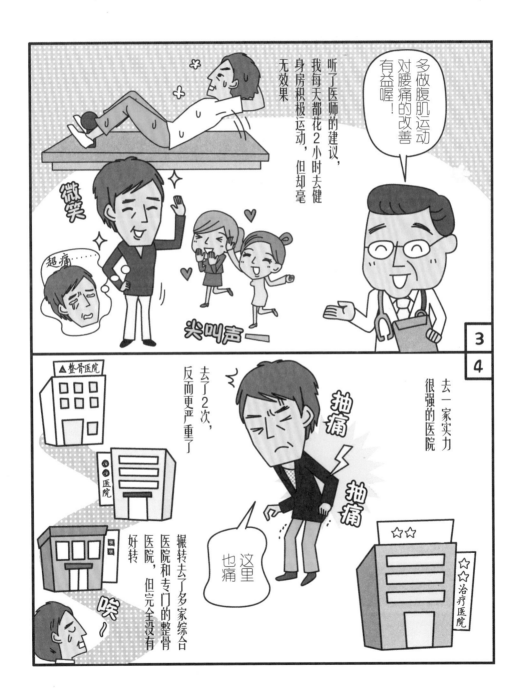

腰痛
治不好的
原因

没有改善日常姿势，动手术效果有限

上述的情况常发生在需要长时间挺直背部的人员身上，如演员、模特儿和运动选手，这类人员的腰痛多半是身体重心发生偏移所致，虽然动了手术却没改善日常姿势，腰痛就可能会再复发。治疗的顺序应该是"先改变身体姿势，若没好转再接受手术治疗"，如此方能减少身体的负担，还能预防再度复发。

腰痛的保健知识随着时代的进步不断推陈出新，以前医师会建议患者锻炼腹肌，但近年来发现锻炼腹肌和背肌对改善腰痛没有效果，由此导致医师与患者间的不信任。然而，不管是哪一家医院，只看2~3次病情就有改善的情况是极少发生的，一般来说至少要在同一个地方接受2~3个月的治疗才能做出判断。找到能完整回答患者疑惑的医师并建立彼此的信任关系，这是治疗过程中相当重要的一环。

定期就医却依然没有改善

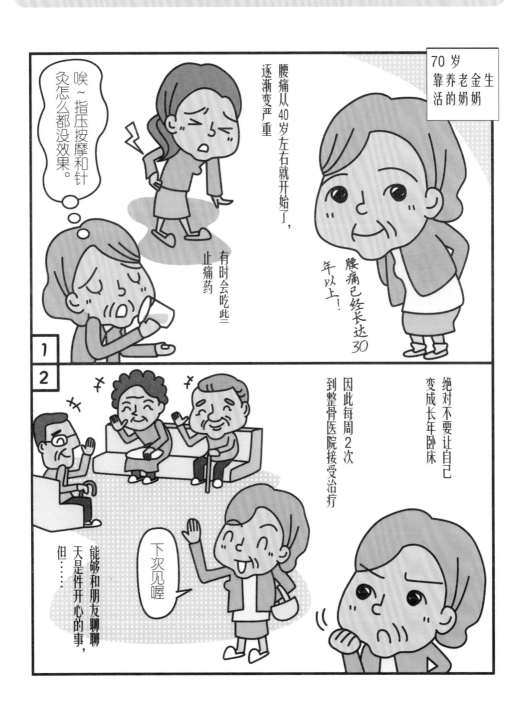

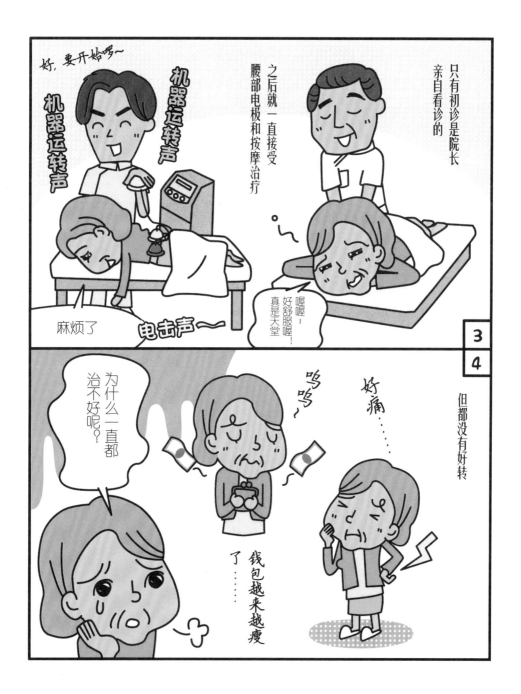

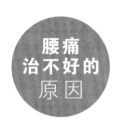

腰痛治不好的原因

要自己改善腰痛而非等待别人来医治

患者过于被动是腰痛治不好的原因之一，患者往往过于依赖某个医师或治疗法，如：给那位医师看吧、就用那个疗法好了等观念，因而演变成长期往返医院的情况。

如此一来就和前3个情况相同，没找到腰痛的真正原因而无法对症下药。例如：因脖子和膝盖有问题造成腰痛，却只接受腰部按摩或电疗法，情况当然无法改善。虽然心想"不久就会好了吧"，但极可能发生治疗半年，甚至1年都无法治愈的悲惨情况。

患者不应该被动地等待治疗，应该积极地寻求治疗。彻底了解自己腰痛的原因，在医师的协助下对症治疗，缩短治疗的疗程。请千万记住自己才是治疗过程中的主角，而非别人喔！

让自己从腰痛中解放吧！

多数的腰痛都能好转！

了解腰痛的发病机制
方能找到适合的治疗方法

因腰部疼痛而接受诊疗的患者中，85％会被诊断为下背痛，其实就是原因不明而不知要用何种治疗方法的意思。光靠止痛药和膏药是无法改善腰痛的，这样只会使受腰痛所苦的人数越来越多。许多人的腰痛，实际上是由无法发现的小异常所致，若光靠医疗器材的"无异常"的诊断结果就认定没有问题，患者是无法坦然接受的，反而会对此产生怀疑。

治疗腰痛的方式可分为三大类：保守疗法、手术治疗，以及介于两者之间的中间疗法（参照P38），主要是用来抑制疼痛。当传统的保守疗法无法改善腰痛时，就须采取手术治疗或中间疗法，但接受此两种治疗法后腰痛丝毫没有改善的患者也大有人在，其原因就在于没有对症下药。

几乎所有的腰痛都是由于姿势或动作不当造成，此时应该仔细思考"为何出现腰痛？""要怎样做才不会反复发作呢？"，采取改善生活习惯的方式来根治腰痛。

因此，保守疗法中的运动疗法和患者教育的重要性逐渐受到重视。酒井医师所使用的"关节囊内矫正术"属于保守疗法，是针对腰痛病因进行治疗、让骨盆关节活动正常化的治疗方法。

疼痛的出现一定有其原因，了解腰痛的发病机制，再接受正确的治疗方法和预防措施，方能改善腰痛！

酒井式腰痛治疗的 3 要点

Point 1

了解腰痛发病的
原因与机制

原因在哪？为何会造成腰痛？了解腰痛的成因是治疗过程中相当重要的环节，唯有了解腰痛的真正原因才能改善腰痛。在选择医疗机构时，不能光凭医学影像结果来做诊断，而是要选择会仔细地问诊和触诊并细心说明病因的医师。

Point 2

要主动改善腰痛
而非被动接受治疗

造成腰痛的根本原因几乎都与生活习惯息息相关，只接受医院的治疗是难以改善疼痛的。所以不能依赖医师的治疗，而是在情况轻微时就有"自己改善"的积极态度。

Point 3

注意日常生活的
姿势与动作习惯

姿势不良或长时间维持相同姿势都是造成腰痛的主因。要改善腰痛、避免复发的重要关键是注意日常生活的姿势与动作习惯。养成良好的日常生活习惯才是终结腰痛的法宝。

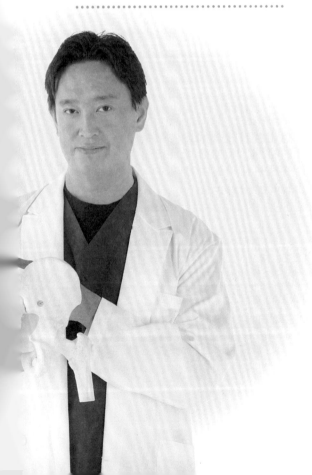

一定要知道的 腰痛治疗流程

手术治疗

- 椎间盘切除术
- 脊椎固定术
- ……

借由手术虽然能除去造成疼痛的根源，但如果导致疼痛的主因——生活习惯依然存在，还是有再度复发的可能。

中间疗法

- 神经阻断术
- 髓核摘出术
- 椎间盘减压术（PLDD）
- ……

医师在治疗相关疼痛时，多半是以注射药物、使用麻醉药等为主要的医疗方式，若与手术相比，此种疗法能降低对身体的损伤，但其症结点还是无法长期抑制疼痛。

保守疗法

- 膏药贴
- 止痛药
- 热敷疗法
- 低周波电刺激疗法
- 牵引治疗
- 按摩
- ……

- 运动疗法
- 患者教育（告知患者腰痛发生的机制，使患者能自行采纳对疾病有益的生活方式）
- 关节囊内矫正术

保守疗法以不侵入身体的治疗方式来缓和症状。若是没找出真正的病因，容易治标不治本。

请注意！

保守疗法并非是只能暂时舒缓疼痛的治疗方式，能够改善腰痛的生活指导和治疗法已逐渐受到重视。

酒井式腰痛检查表

这个检查表是以酒井医师的问诊内容为基础所做的评量表。

回答这些问题，方能了解腰痛病因与类型。

让我们开始做检测吧！

开始

根据1～40题的内容，若符合自身情况的，请把右边所标示的数字全部圈起来。

		A	B	C	D	E	F	G	H
1	若与腰部相比，背部的疼痛更加剧烈	2							
2	在洗脸时，上半身往前弯15秒左右就会觉得腰痛	2	2						
3	未满20岁	1		1					
4	无法掂脚站立和用脚跟站立		3		1				
5	打喷嚏、咳嗽，甚至是上厕所时腹部出力都会使腰部感到疼痛		2						

圈选说明

	A	B	C	D	E	F	G
11 曾经有晚上睡到一半因疼痛而醒来的经验。	①	②		①			
12 脚有时会发麻。仰躺于床上让膝盖保持伸直状态，把发麻的那只脚抬起，抬高到60°左右时臀部会出现发麻的情况。		1	1				

1个项目中的数字最多有3个，如有1、2、3，不须考虑数字含义，只要自身情况符合项目内容，就把数字全都圈起来。最后再按照英文字母进行统计分数。

		A	B	C	D	E	F	G	H
6	无法在平坦的地板上仰头侧躺		2						
7	无法久坐。在看电影、长时间开车等久坐情况下，都会觉得难受		2						
8	坐在小板凳上腰就痛		2						
9	光是起床后的起身、站立动作，就会耗费许多时间	1	2	1					
10	工作内容是办公室的行政事务、长时间开车、常须弯腰的工作	1	2						
11	曾经有睡到一半时痛醒的经验	1	2		1				
12	脚有时会发麻。仰躺于床上让膝盖保持伸直状态，把发麻的那只脚抬起，抬高到60°左右时臀部会出现发麻的情况		1	1					
13	从早到晚时常发生脚麻的情况		1						

		A	B	C	D	E	F	G	H
14	不仅腰椎的中间部分会痛，腰的左右边也疼痛，且臀部有沉重感			1					
15	父母或兄弟中有人有腰痛的情况		1						
16	20～55岁以下		1						
17	55岁以上的家人中都没有出现腰痛的情况		1						
18	后仰时腰部中间部位的骨头会疼痛，并且经常进行激烈的运动，或是学生时代曾从事激烈的运动			3	1				
19	从腰部中心的骨头往上摸，发现有明显的高度落差			1					
20	挺直背部走路时，腰部感到沉重或腿部发麻而无法继续行走，但只要身体往前弯一点或是坐在椅子上休息一下，又能再次行走				2				
21	骑脚踏车、利用手杖或手推车而身体前弯走路时，就不会感到疼痛或发麻感				3				
22	黄昏时疼痛感比早晨更强烈，且天气变化时会开始疼痛				2				

	A	B	C	D	E	F	G	H
23	脚底有一种像是走在剑山上的不适感		1		2				
24	脚常抽筋、痉挛		1		2				
25	无法控制排尿，曾发生过尿失禁		1		2				
26	脚发麻的情况会因姿势改变而有所不同				1				
27	年轻的时候常被周围的人夸姿势很棒、很标准，且过去不曾发生过腰痛				1				
28	55岁之后开始出现腰痛				1				
29	22～55岁中曾发生过椎间盘突出				1				
30	除了腰痛，也有发热或全身倦怠等症状					1			
31	除了腰痛之外还有其他症状（尿血、恶心、呕吐、发冷等）					3			
32	不管保持何种姿势，疼痛的情况都无改善					2	1		

		A	B	C	D	E	F	G	H
33	因腰痛而减少外出的情况长达3个月以上								
34	最近对于自身的穿着打扮变得不关心，但对于一些小事情反而很在意，容易焦躁、心烦						2		
35	疼痛处有好几个，且疼痛的位置会改变						1		
36	夜间难以入眠						1		
37	腰部和脚畏寒，所以很怕冷气过强或是寒冷的冬天。对于空调的温度变化很敏感						1		
38	抱怨曾经去过的医疗机构，有"都是医院害的，腰痛反而更加严重"等情绪						1		
39	60岁以上，侧躺时轻敲脊椎骨会不舒服							3	
40	髋关节有疼痛、沉重感。仰躺时，脚朝髋关节内侧或外侧能够弯曲的幅度很小								3

依英文字母分别加总，填入左栏中。

A	B	C	D	E	F	G	H

结果请看下一页

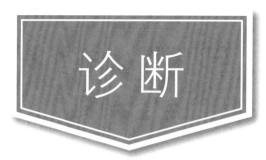

诊断

每个英文字母所代表的分数总和超过 3 分，就表示造成腰痛的原因是 A ~ H 症状里的一种或几种。

通过检查表 了解腰痛的类型

腰痛可大致分为两大类型：前弯疼痛型、后仰疼痛型，之后的章节将针对这两种类型的腰痛，介绍能有效舒缓疼痛的体操。

若分数加总低于 3 分，表示有发生该疾病的可能性，而分数很分散则表示腰痛是多种类型的混合。虽然这只是一个趋势分析，但还是先了解一下自己的腰痛属于哪一种类型吧！

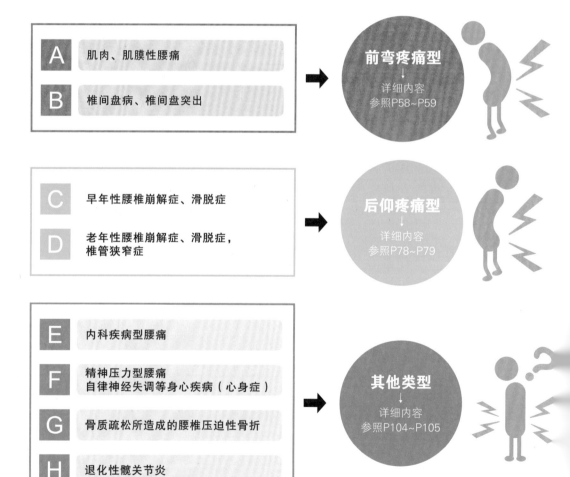

A	肌肉、肌膜性腰痛	**前弯疼痛型** 详细内容 参照P58~P59
B	椎间盘病、椎间盘突出	
C	早年性腰椎崩解症、滑脱症	**后仰疼痛型** 详细内容 参照P78~P79
D	老年性腰椎崩解症、滑脱症，椎管狭窄症	
E	内科疾病型腰痛	**其他类型** 详细内容 参照P104~P105
F	精神压力型腰痛 自律神经失调等身心疾病（心身症）	
G	骨质疏松所造成的腰椎压迫性骨折	
H	退化性髋关节炎	

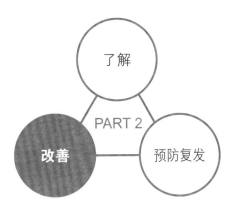

了解

PART 2

改善　预防复发

治疗腰痛

腰痛是一种生活疾病，只要每天做好自我照护，就能让腰痛在加重前消失。患者的心态、想法也相当重要，切记并非只能"被动接受治疗"，而是可以"主动改善腰痛"，随时提醒自己、切实做到自我照护，就可以跟腰痛说拜拜了！

改善腰痛的**关键**，就在**"荐髂关节"**

酒井医师认为腰痛的主因多半是因荐髂关节而起，通过解除荐髂关节的异常来达到改善腰痛的目标，这是一个不用吃药也不需手术的新疗法。

聚焦在骨盆的"荐髂关节"的治疗方法

人体由200多块骨头所组成，以关节作为骨头与骨头之间的连接，关节总数约有400个。我们的身体就是借由关节来带动骨骼产生运动，完成日常所需的活动。

负责承受身体重量的关节称为"负重关节"，包含颈椎、腰椎、荐髂关节、髋关节以及膝关节等，由于这些关节经年承受重量，所以容易产生疼痛等不适感，而和腰痛最相关的就是腰椎和荐髂关节了。多数人对于荐髂关节并不熟悉，脑中一定浮现"荐髂关节是什么？没听说过啊，骨盆有这样的关节吗？"等疑问。其实骨盆并不是一整块骨头，而是以荐骨为中心，左右各有1块髂骨组合而成，而连接荐骨和髂骨的关节就是荐髂关节。

荐髂关节能够前后左右活动数厘米，靠这个微妙的"运动"来吸收体重的压力与冲击以减轻腰椎的负担。荐髂关节可能因姿势不良等因素卡住而无法顺畅运动，酒井医师称这种情况为"卡锁"。

腰痛经常被认为是腰椎出现异常，但原因大多为荐髂关节发生卡锁所致，因此，酒井式治疗法是以解决荐髂关节的异常来达到治疗腰痛的目的，这也是和以往治疗腰痛方式的不同之处。

负重关节的所在位置

在负荷体重的多个关节中，大家较不熟悉的就是位于骨盆的"荐髂关节"。

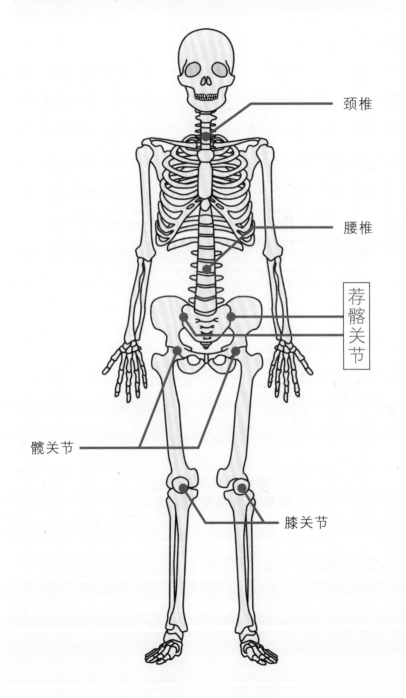

颈椎

腰椎

荐髂关节

髋关节

膝关节

骨盆的构造与荐髂关节的位置

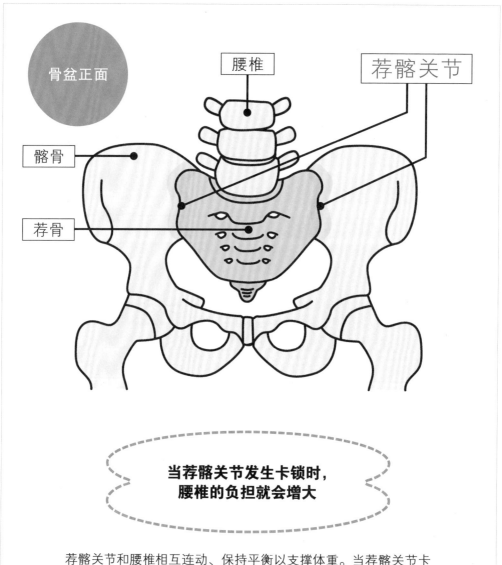

骨盆正面

腰椎

荐髂关节

髂骨

荐骨

当荐髂关节发生卡锁时，腰椎的负担就会增大

荐髂关节和腰椎相互连动、保持平衡以支撑体重。当荐髂关节卡锁时就无法发挥支撑作用，因而增加腰椎的负担，这就是造成腰痛的主要原因。

荐髂关节卡锁
的主要原因

前弯的姿势

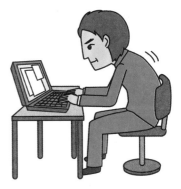

现代人使用电脑的时间过长，并且老是维持相同的错误的前弯姿势，若长时间如此，就容易造成荐髂关节卡锁。

骑脚踏车

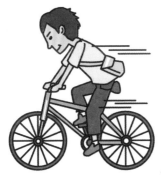

若有长时间骑脚踏车的习惯，比较容易发生荐髂关节卡锁的情况。

跌坐在地

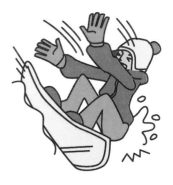

滑雪、雪地滑板时往后跌坐在地，或是受到意外的冲击，就可能会造成荐髂关节卡锁的情况。

生宝宝

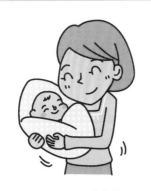

女性可能因生孩子而造成荐髂关节卡锁。

抱膝而坐

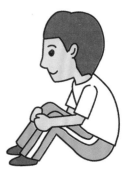

抱膝而坐时会把荐骨往内侧挤压，这个姿势也容易造成荐髂关节卡锁。

将荐髂关节松开的
"关节囊内矫正术"

让束手无策的你跟腰痛说拜拜的"关节囊内矫正术"，就是酒井式疗法的精髓。

因荐髂关节卡锁引起的腰痛与不适

当长时间维持相同姿势或受到强力冲击，荐髂关节就可能发生卡锁的情况，而肌肉是最先出现状况的部位，因为荐髂关节是借由众多的肌肉来连接脚和腰部，若荐髂关节无法正常活动，肌肉就必须承担额外的负荷，因而产生不适或疼痛。受影响最大的肌肉为竖脊肌——从腰部到背部的长肌，其收缩异常会造成肌膜性腰痛等肌肉痛（参照P60），症状包括腰部周围僵硬、出现疲累感和沉重感以及轻微疼痛等。

此外，由于荐髂关节周围连接许多上下半身的重要血管，当荐髂关节发生卡锁时也会让血管受到压迫，影响到下半身的血液循环。长时间下来就会引发肌膜性腰痛。若肌肉不适、血流不顺的情况没有获得妥善处理，就可能会加重成椎间盘病、椎间盘突出，进而演变成真正的腰痛。

人体的骨骼与关节是以互相连动来完成动作，当荐髂关节卡锁时，极有可能会造成颈部、膝盖等其他关节的异常与不适。

酒井式"关节囊内矫正术"让荐髂关节不再卡锁

关节可分为三大类型（参照P52），荐髂关节属于少动关节，其活动范围只有3cm，无法像可动关节一样通过活动产生强大的力量。

荐髂关节卡锁是指荐骨与髂骨相互卡住，就像横拉门时碰到拉不开的情况，在酒井式治疗法中，解开卡锁的方法是"关节囊内矫正术"。由于关节是包覆在关节囊中，借由"关节囊内矫正术"能够将荐骨和髂骨分开，恢复它们正常的活动功能，但要拉开卡住的拉门，比起力量，更重要的是技巧，所以需要多加练习、累积经验方能施行。

原因

当荐髂关节
卡锁时

**骨盆、下半身的
血液循环不良**

肌肉出现异常

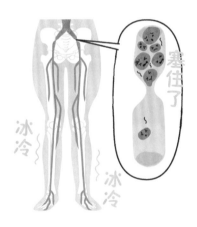

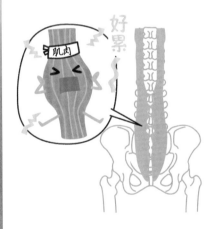

若放任不管

血管受到压迫造成血流不顺，会引发腰部不适、下半身发冷、水肿、生理痛以及便秘等症状。

竖脊肌受到拉扯而发生异常收缩，会造成腰部僵硬，让人出现疲累感、沉重感以及轻微疼痛等症状。

结果

加重成椎间盘突出，
进而引发多种症状。

腰椎、椎间盘疲惫后就可能加重成椎间盘病、椎间盘突出，进而引发颈部、肩膀与膝盖等关节的不适以及其他症状。

关节的三大类型

可动关节

可自由活动

能做出大范围运动的关节，如手肘、膝盖的关节，较不容易发生卡锁的情况。

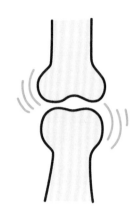

少动关节

有限度的活动

荐髂关节属于少动关节，活动范围有限，容易发生卡锁的情况。

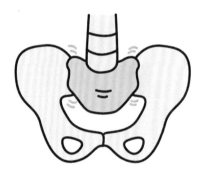

不动关节

几乎不能活动

这种类型的关节由多个骨骼紧密结合，如头盖骨，它就属于不动关节。

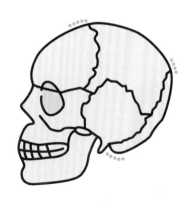

酒井式
关节囊内矫正术的原理

关节囊内矫正术是通过施力让卡锁的关节缓和松开，以恢复顺畅活动的治疗方式。

1 透过触诊来确认错位、卡锁的关节位置。

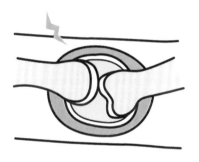

2 用手按压问题部位，让关节回到正常位置。

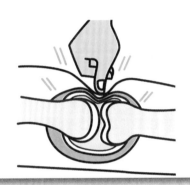

3 松动关节错位与卡锁的情况，让关节得以正常活动。

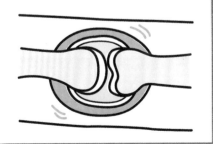

※ 此图示是以较容易理解的可动关节为例来进行说明。

使用网球，
关节囊内矫正术轻松上手！

"关节囊内矫正术"居家版
照护关节的 ROM 体操

为了方便读者在家也能做关节囊内矫正术，因此设计了"ROM 体操"。
你可以在家里轻松施行关节照护，不但能改善腰痛，还能达到预防的效果！

天天做居家版"关节囊内矫正术"，让关节照护更到位

要松动卡锁的荐髂关节，最好的方式是直接接受"关节囊内矫正术"的治疗，但不是每个人都能得到治疗，而且最好是在腰痛加重前就自己先行照护来减轻症状。因此，为了让每个人都能在家做关节囊内矫正术，酒井团队把关节囊内矫正术简化为居家版，在书中称居家版关节囊内矫正术为 ROM 体操。

所谓的 ROM 是 range of motion 的字首组合，英文意思是"可动范围"。当荐髂关节发生卡锁情况时，骨盆的可动范围就会变窄，从而无法正确地维持身体重心，进而产生腰痛。ROM 体操直接作用于荐髂关节上，可重新调整骨盆的可动范围，让骨盆恢复正常，整个过程只须使用几个硬式网球，因此人人都能轻松上手。

本书除了腰部的 ROM 体操之外，也介绍了颈部和膝盖的 ROM 体操，可依个人症状来选择，希望 ROM 体操能成为大家的关节照护尖兵。

ROM 体操搭配伸展体操，调整重心效果好

"前弯疼痛型"的腰痛患者，其关节的卡锁多半是因荐骨后倾所致；至于"后仰疼痛型"的腰痛患者，则多半因荐骨往前倾斜所致。

现代人的腰痛多属于"前弯疼痛型"，如照顾幼儿、看护人员，以及驾驶车辆、打字等须长时间做出前弯姿势的工作，都会因为重心过度前倾而造成荐髂关节的卡锁。这类型的患者除了以 ROM 体操来松动荐髂关节外，建议再加上能让

失衡的身体重心归位的体操，治疗效果会更好。

　　另一方面，常维持后仰姿势的人会因为重心过于后倾而发生荐髂关节卡锁的情况，除了利用ROM体操来松动荐髂关节之外，再加上让腰部弯折的体操，能使身体重心归位，其治疗效果会更加显著。

腰部的ROM体操

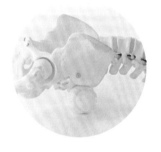

以骨骼模型来看ROM体操的作用位置

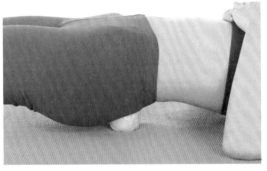

压在硬式网球上，就能松开卡锁的荐髂关节，并重新调整脊椎的重心。

| 前弯疼痛型 | → | 参照 P58~P59 |
| 后仰疼痛型 | → | 参照 P78~P79 |

膝盖的ROM体操

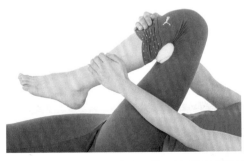

现在有很多人深受膝盖痛之苦，请尝试膝盖的ROM体操。→参照 P100~P101

颈部的ROM体操

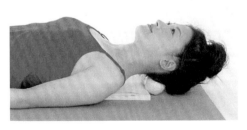

除了腰痛，如果还有肩膀僵硬、颈部沉重等症状，请把颈部的ROM体操和腰部的ROM体操搭配使用。→参照 P98~P99

往不常弯曲的方向伸展，让重心归位

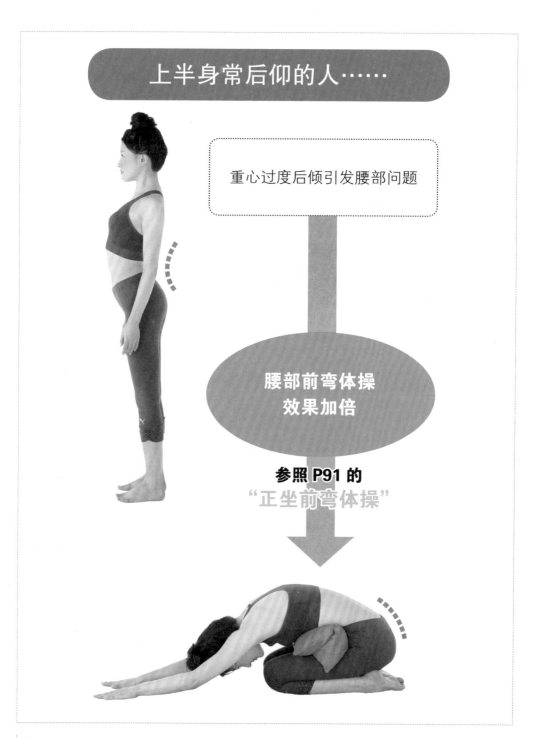

上半身常后仰的人……

重心过度后倾引发腰部问题

腰部前弯体操
效果加倍

参照 P91 的
"正坐前弯体操"

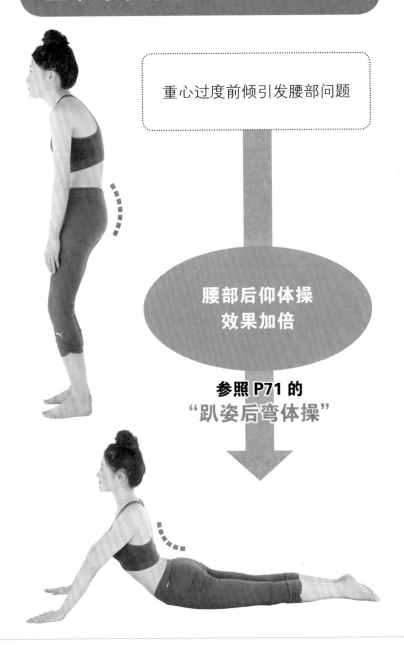

上半身常前弯、驼背的人……

重心过度前倾引发腰部问题

腰部后仰体操
效果加倍

参照 P71 的
"趴姿后弯体操"

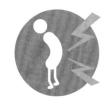

上半身前弯
引发的腰痛

上半身经常维持前弯的姿势，会让身体重心过度前倾，导致肌肉疲劳而引起发炎，甚至加重成腰痛。若不注意还会加重椎间盘的负担，最后导致椎间盘突出。

肌肉疲劳造成腰部僵硬和疼痛，进而引发椎间盘疾病

腰痛中最为常见的是前弯疼痛型的腰痛，患者也最多，一开始是肌肉疲劳引发异常收缩，造成肌膜性腰痛。虽然出现了不适、疲累、僵硬等症状，但还不算是真正的腰痛。倘若掉以轻心、放置不理，荐髂关节的负担会逐渐加重，过度的压力加诸在腰椎上，使椎骨之间负责缓冲的椎间盘开始疲乏，最终造成椎间盘中心的髓核被挤压而受损，引发椎间盘疾病。此时腰部疼痛与脚部发麻的情况会更加严重，但用X光等医学仪器检查难以发现。若此状况持续下去，髓核会被挤到椎间盘外，造成椎间盘突出。突出的髓核会压迫、刺激神经，即便只是打个喷嚏，也会引发抽痛般疼痛。

脊椎前弯的状态示意图

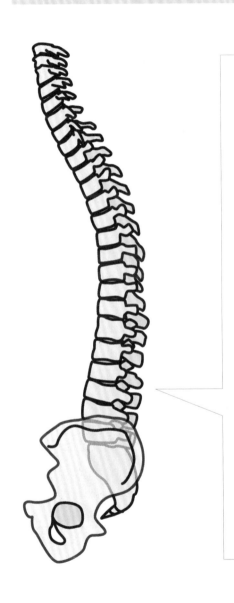

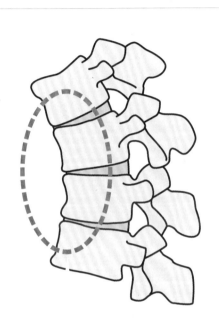

上半身往前弯时，
腰部椎间盘会受到压迫而产
生疼痛。

前弯型腰痛的演变过程

问题的起因在于重心过于前倾，
导致肌膜性腰痛反复发生，
椎间盘病逐渐加重成椎间盘突出。

肌肉·肌膜性腰痛

特征

- 腰部及腰部到背部有疼痛感、僵硬感、疲累感和不适感等
- 疼痛程度属于轻微

好发人群

- 长时间坐着工作的人
- 站着工作的人
- 常使用前弯姿势的人

治疗方法

- 关节囊内矫正术*
- 指压、按摩等
- 避免长时间保持相同姿势和前弯姿势
- 避免弯腰，改用弯膝取代
- 趴姿后弯体操

椎间盘病

特征

- 腰部产生疼痛
- 腰部有沉重感或是疲累感
- 身体往前弯时疼痛特别剧烈

好发人群

- 长时间坐着工作的人
- 站着工作的人
- 常使用前弯姿势的人
- 肌膜性腰痛反复发生的人

治疗方法

- 关节囊内矫正术*
- 避免长时间维持相同姿势和前弯姿势
- 避免弯腰，改以弯膝取代
- 趴姿后弯体操

椎间盘突出

特征	好发人群	治疗方法
● 咳嗽或打喷嚏时腰部就会抽痛 ● 脚、臀部有时会出现发麻、疼痛的情况 ● 身体往前弯时，症状更严重且无法久坐	● 20～50岁的人 ● 长时间坐着工作的人 ● 身体往前弯的频率很高的人 ● 因运动造成腰部负担者	● 关节囊内矫正术* ● 尽量保持不增加患部压力的姿势 ● 避免长时间维持相同姿势和前弯姿势 ● 趴姿后弯体操 ● 手术

＊关节囊内矫正术是酒井诊所施行的治疗手法，而ROM体操则是在家也能做的居家版关节囊内矫正术。

椎间盘突出

侧面示意图

正面示意图

被挤压出来的髓核
（椎间盘突出）

被挤压出来的髓核
（椎间盘突出）

神经根

正常的髓核　神经根

背侧

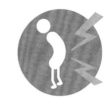

ROM体操的治疗原理
利用网球来刺激荐髂关节
减轻卡锁的症状

利用网球的刺激松开卡锁的荐髂关节

　　ROM体操相当简单，只要腰部靠在2个硬式网球上，平躺在地板就能完成，可以说是划时代的关节保健法。硬地板和网球能对荐髂关节造成适度的刺激，使其恢复正常功能，并将脊椎矫正回正确的S形。

　　多数轻度腰痛患者做ROM体操一段时间后，腰痛有很大改善，持续做就会感觉腰部越来越轻松。

　　但如果网球的位置放错了，就会没有效果，所以重点是网球位置要正确。若是前弯疼痛型患者，网球放置的位置就是荐髂关节。网球共需3个，1个用来找出正确的放置位置，另外2个用来进行ROM体操。

光躺在网球上就有效！

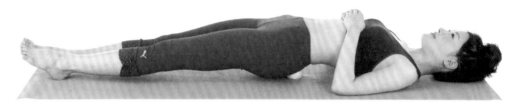

躺下，让荐髂关节靠在网球上。网球的适度刺激能松动荐髂关节，舒缓腰痛。

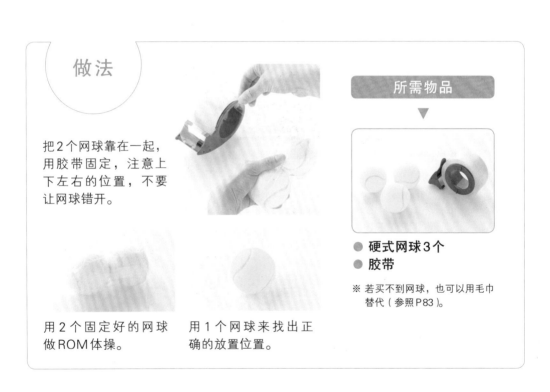

做法

把2个网球靠在一起，用胶带固定，注意上下左右的位置，不要让网球错开。

用2个固定好的网球做ROM体操。

用1个网球来找出正确的放置位置。

所需物品

● 硬式网球3个
● 胶带

※ 若买不到网球，也可以用毛巾替代（参照P83）。

重点是
荐髂关节要正确地靠在网球上

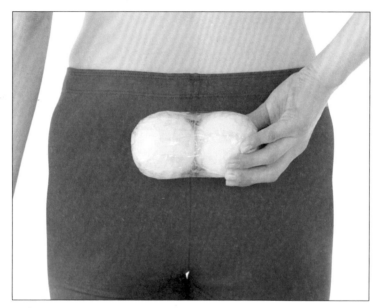

找出荐髂关节正确位置的详细方法请参照P66~P67。

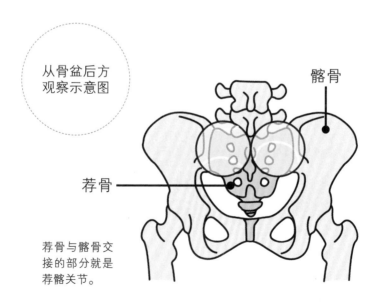

从骨盆后方观察示意图

髂骨

荐骨

荐骨与髂骨交接的部分就是荐髂关节。

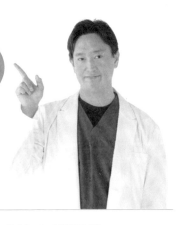

> 这是能够让紧绷的
> 荐髂关节放松的体操

如果在家里松动卡锁的荐髂关节，最适合使用硬式网球，不论是大小与硬度都刚刚好，这也是针对前弯疼痛型腰痛最有效的体操。

施压于荐骨上部的同时也能让脊椎回到正确的 S 形弧线

前弯疼痛型腰痛是因为荐骨后倾造成关节的卡锁。施压于荐髂关节的荐骨上部，除了能松动卡锁，同时也可以让脊椎回到正确的S形弧线。

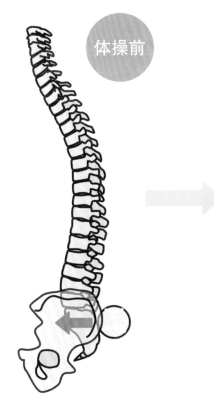

体操前

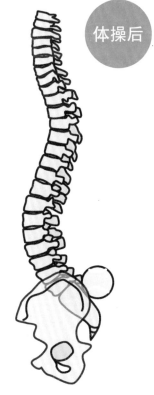

体操后

荐骨后倾的状态。通过网球刺激荐髂关节，达到矫正的目的。

荐骨往前倾斜，脊椎呈S形的弧线。

请看下一页的体操说明

65

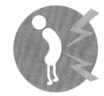

ROM体操的做法
将荐髂关节靠在网球上
然后躺在地板上

【准备】
用网球找到放置的位置

1

把1个网球
放置在尾椎骨

先坐在榻榻米或地砖等坚硬地板上，在尾椎骨处放1个网球。摆放时让身体往前倾45°左右。

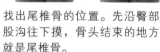

从后方观察

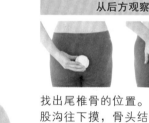

找出尾椎骨的位置。先沿臀部股沟往下摸，骨头结束的地方就是尾椎骨。

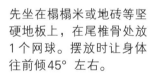

2

放上贴好胶带的2个网球

在已经固定好位置的网球上面，放置用胶带贴好的2个网球，要注意2个球的高度必须一致。

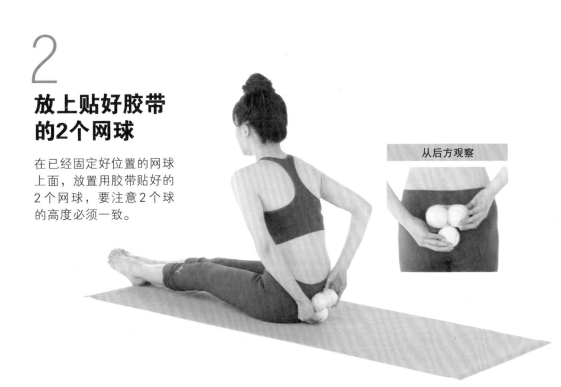

从后方观察

3

把第1个网球拿掉

保持后2个网球的位置，并把第1个网球拿掉。

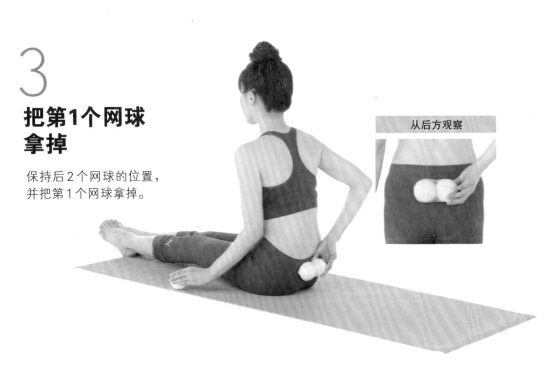

从后方观察

4 仰躺在网球上

如下图所示，仰躺在球上，不要让球的位置跑掉。放轻松，维持姿势1分钟。

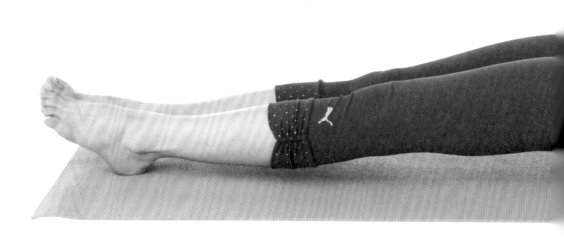

ROM体操的 重点

- 在榻榻米或地砖等平坦、硬质地板上进行
- 不使用枕头
- "有点痛却又舒服"的适当刺激
- 建议起床时和睡前各做1次，1天2次
- 基本是1次1分钟，最长以1次3分钟为宜

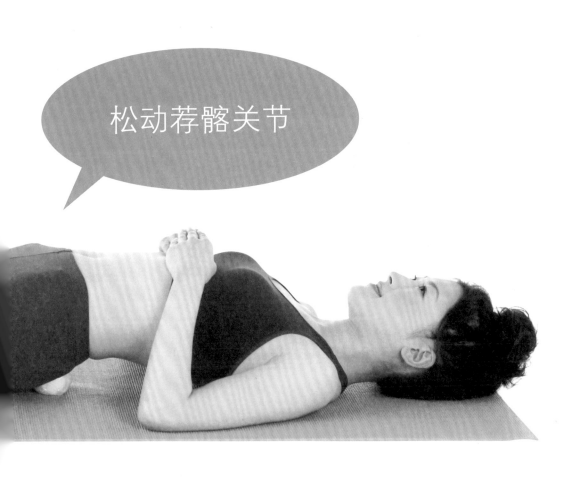

松动荐髂关节

变化型 Variation

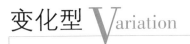

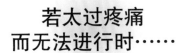

若觉得上述的姿势不舒服，可以弯起膝盖进行，调整膝盖角度到"有点痛却又舒服"的程度。即便弯曲膝盖，也不会影响到体操的效果。

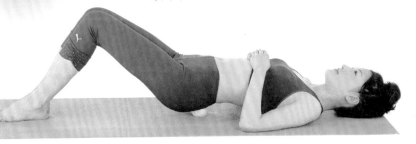

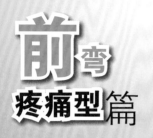

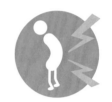

趴姿后弯体操
身体后仰让重心回归后方

舒缓腰、背部紧绷的肌肉，缓和疼痛

　　趴姿后弯体操是一种拉伸胸部、让背部后仰的体操，在练习的过程中可以舒缓腰部、背部肌肉的紧张感，也可让往前倾的重心回到后方，有助于预防腰痛。若是发生剧烈腰痛，可以做趴姿后弯体操缓和疼痛。建议在起床后和睡前搭配ROM体操效果会更好。

　　后弯体操不限于趴姿，站着或坐在椅子上，拉伸胸部，背部后仰也一样有效！1天中可采用相同或变换姿势等方式多做几次！

1 趴在地板上，下巴着地

全身趴在地板上，手背朝上平放于脸的两侧，两膝着地，吸气。

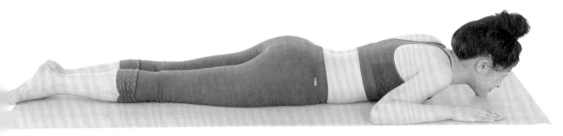

2 伸直手臂，腰部后仰

一边吐气、一边伸直手臂，抬起上半身让肚脐离开地板，维持姿势1分钟。

1次1分钟
1天5～6次

做趴姿后弯体操时，会感觉到脊椎伸展开来。

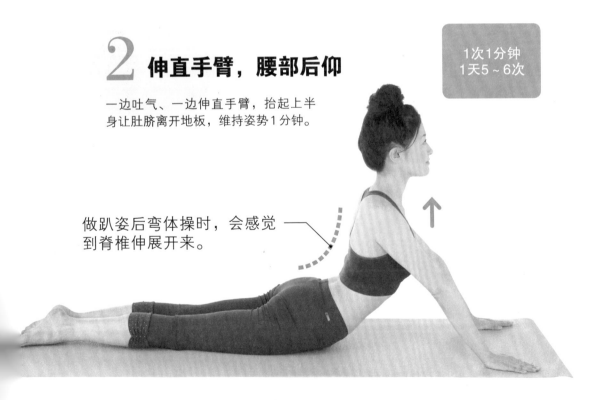

对于做趴姿后弯体操有困难的人
趴姿后弯体操的变化型

若腰部后仰时感到些微不适，应避免一口气做大幅度的后仰，可先从小的后仰角度开始，做到有点痛但还算舒服的程度，习惯后再慢慢加大后仰的角度。

手肘着地身体后仰

若伸直手臂、腰部后仰会使身体感到不适，先以两手肘着地提起上半身。

等习惯之后再慢慢加大后仰角度，向趴姿后弯体操的标准姿势前进。

1次1分钟
1天5～6次

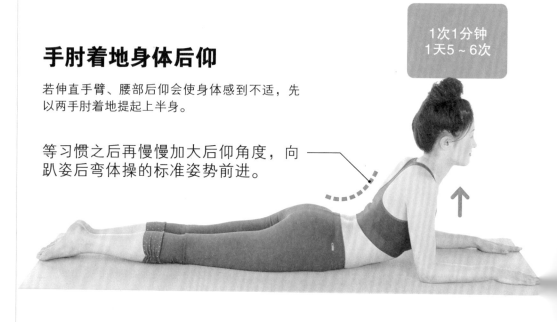

靠着软垫后仰身体

在心窝下方放置软垫，后仰身体。可以边看电视，边以舒服的姿势进行。

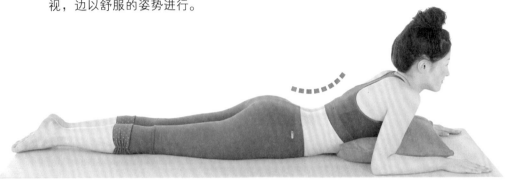

1次以30分钟
为限
1天1次

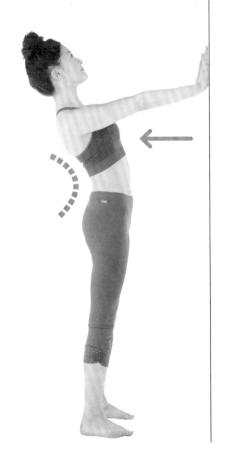

推墙后仰体操

站在墙壁前，手掌靠在墙面上，伸直手臂推墙壁，让上半身后仰。

1次30秒
1天5～6次

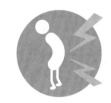

扩胸体操

以强力的反折力道
改善驼背

推荐给上半身前倾、驼背者的体操

对于身体前弯、驼背情况较严重的患者，即使做了趴姿后弯体操，其身体重心也难以归位，建议尝试扩胸体操。

做扩胸体操时，能感觉到背部至腰部弯成弧形，依照步骤缓慢操做2~3次。扩胸体操能够舒缓背部和腰部周围肌肉的紧张感，做完后会感觉身体很轻松。

扩胸体操是一种简易体操，若正坐时感到不舒服，可改在椅子上做。现代人长时间保持上半身前弯姿势，可利用工作空档来做扩胸体操，伸展的同时也能调整身体重心。

1 双手在身后握起

以正坐姿势来让背部伸展，双手在身后握起。眼睛直视前方，避免身体重心偏移。

眼睛直视前方 ←

肩膀往后弯

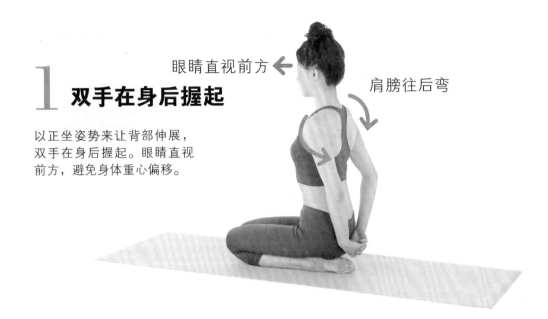

2 上半身后弯伸展胸部

手往身体后方延伸，并尽可能地往上举。往前方伸展，上半身后弯。

一边做体操、一边感觉腰部正在变成弧形。

1次1分钟
1天5～6次

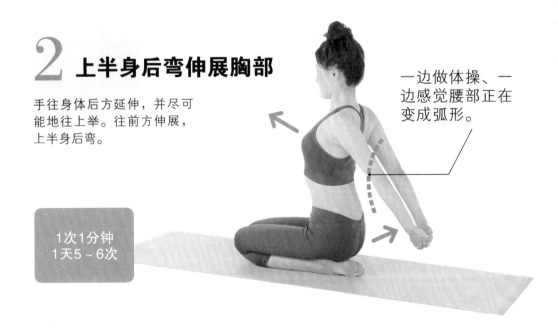

推荐给做扩胸体操有困难的人

坐姿扩胸体操

对于做反折背部、趴姿后弯体操有困难的人，
建议先做胸椎伸展操，让胸部伸展开后再做其他体操。
可坐在椅子上，也可采用正坐姿势。

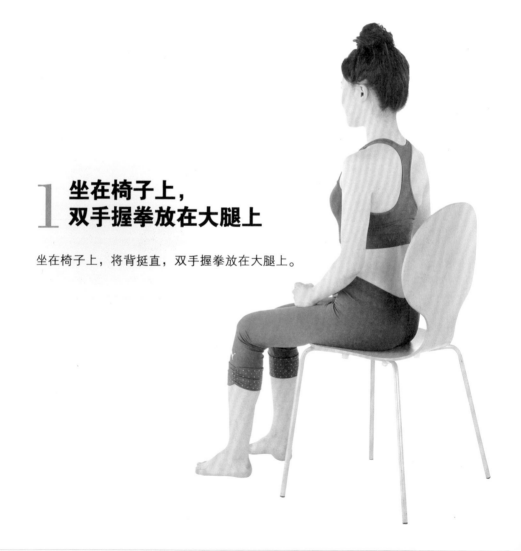

1 坐在椅子上，双手握拳放在大腿上

坐在椅子上，将背挺直，双手握拳放在大腿上。

2 握紧双拳，
胸部前挺

握紧双拳肩膀往后弯，将肩胛骨往中央推挤，胸部往前挺。

> 此时可能会听到骨头喀喀嘎嘎的声响，这种情况多发生于身体前倾型的人，属于正常现象。

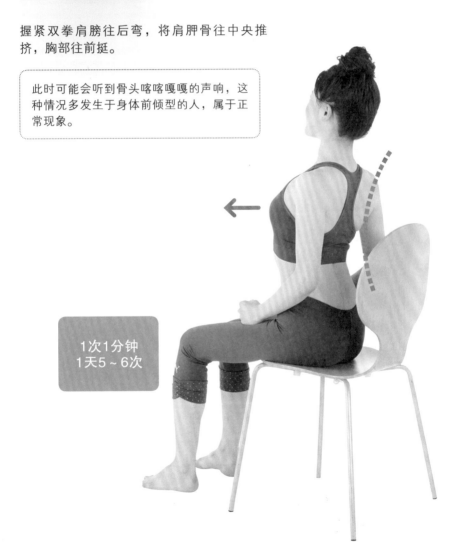

1次1分钟
1天5～6次

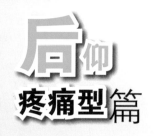

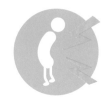

上半身后仰
引发的腰痛

后仰疼痛型腰痛源于腰椎的疲劳性骨折、变形等，在上半身后仰时腰椎受到压迫而产生疼痛。多数患者的身体重心会往后方偏移使荐髂关节出现异常，好发于曾经从事剧烈运动或是 50 岁以上的高龄者。

疲劳性骨折或老化所引发的腰痛若加重可能会出现步行障碍

大多数后仰疼痛型腰痛发生在背侧腰椎的某个突出部位上，这个突出部位若出现裂痕、断裂状态则为腰椎崩解症，若突出部位发生错位就是腰椎滑脱症。后仰疼痛型腰痛可依年龄分为两大类，即发生于 20 岁以下的年轻人或是过去从事剧烈运动者的"早年性"发病，以及中年以后的"老年性"发病。早年性是因为过度后仰身体，造成疲劳性骨折，而老年性则主要因为椎间盘弹力下降、椎间关节退化等退化性因素。

调查发现长期罹患腰椎崩解症、滑脱症或椎间盘突出的患者，在 50 岁左右发生椎管狭窄症的概率会增加，这是因为腰椎、椎间盘长年疲劳造成脊椎中让脊髓与神经通过的管道（椎管）变窄而压迫到神经所致。

腰椎后弯的状态示意图

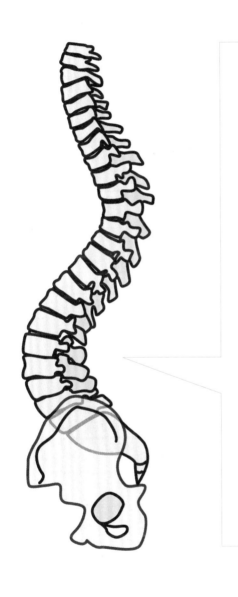

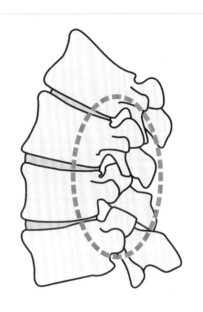

上半身往后仰时，
腰部椎间关节受到压迫
引发疼痛。

后仰型腰痛的演变过程

因腰椎的疲劳性骨折、变形所造成的腰椎崩解症、滑脱症。
腰椎、椎间盘长年承受压力，可能会加重成椎管狭窄症。

早年性腰椎崩解症、滑脱症

特征	好发人群	治疗方法
● 腰部后仰时，会让腰部中央的骨头或臀部肌肉产生疼痛 ● 从静态进入活动状态时出现疼痛，如起床后开始活动时 ● 从事激烈运动时疼痛更剧烈 ● 部分患者不会出现疼痛	● 20岁以下从事激烈运动的年轻人 ● 儿童或学生时代曾从事激烈运动者	● 穿着辅具（背架） ● 关节囊内矫正术* ● 利用正坐前弯体操让身体弯曲 ● 医疗激光（激光减压术） ● 手术

老年性腰椎崩解症、滑脱症

特征	好发人群	治疗方法
● 后仰时腰部中央的骨头或臀部肌肉产生疼痛 ● 从静态进入活动状态时出现疼痛，如起床后开始活动时 ● 从事激烈运动时疼痛更剧烈 ● 疼痛感多出现在身体疲累时	● 迈入中年者 ● 特别好发于女性 ● 年轻时曾从事激烈运动的人士	● 部分患者穿着辅具（背架）就有显著效果 ● 关节囊内矫正术* ● 医疗激光（激光减压术） ● 利用正坐前弯体操让身体弯曲 ● 注意日常生活中的姿势

↓

椎管狭窄症

特征	好发人群	治疗方法
● 腰部与臀部疼痛 ● 有时脚会发麻 ● 无法长时间步行，稍做休息后却又能走 ● 骑脚踏车时会感觉比较舒服 ● 黄昏或是天气变天前会感到疼痛	● 50岁以上者 ● 须常维持最佳姿势者 ● 年轻时曾罹患腰椎崩解症、滑脱症或椎间盘突出者	● 关节囊内矫正术* ● 穿着辅具（背架） ● 利用正坐前弯体操让身体弯曲 ● 不要过度让上半身后仰 ● 注意身体保暖 ● 医疗激光（激光减压术） ● 手术（症状严重等情况下）

＊关节囊内矫正术是酒井诊所施行的治疗手法，而ROM体操则是在家也能做的居家版关节囊内矫正术。

崩解症与滑脱症

崩解症

椎间关节的上下关节突起断裂或是突起有裂痕。

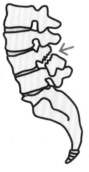

滑脱症

突起发生错位的状态，多与崩解症合并发生。

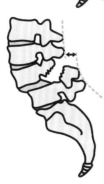

椎管狭窄症

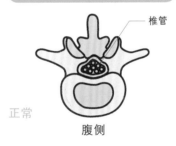

椎管

正常

腹侧

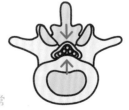

异常

椎间盘退化等因素造成椎管狭窄，压迫到神经。

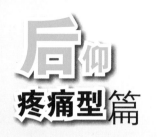

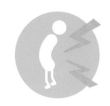

ROM体操的治疗原理
利用网球刺激尾椎骨
让身体重心前倾

利用网球在尾椎骨上施压，矫正过于后仰的腰部

身体前弯疼痛型的ROM体操中，网球放置的位置是荐髂关节，而身体后仰疼痛型的ROM体操，网球放置的位置则是尾椎骨。

尾椎骨的位置比荐髂关节更好找，用手指就能摸到。从臀部股沟往下方摸，可以摸到一个突出的骨头，那就是尾椎骨。躺在地板上，把2个已经用胶带固定的网球放在尾椎骨略上方的位置即可。

乍一看会觉得这是把往后仰的腰部反折回来的体操，但并非如此，若能够正确地按压到尾椎骨，就能够把后仰的脊椎重新调整回正确的S形，进而消除腰痛。若网球位置放错了就没效果，请特别注意。

靠在网球上躺平即可！

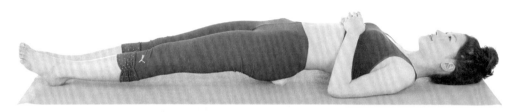

　　尾椎骨靠在网球上，全身躺平即可，如此简易的体操不但能够矫正过于后仰的腰部，对于舒缓腰痛也相当有效果。

做法

把2个网球紧密靠在一起，用胶带固定，注意上下左右的位置，不要让网球错开。

若没有网球也可以用毛巾代替

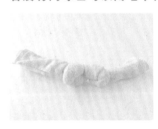

选用较厚的洗脸毛巾，打2个结，这2个结的位置和2个网球的位置一样。为了模拟网球的硬度，节要用力打，尽可能打出较紧实的结。

所需物品

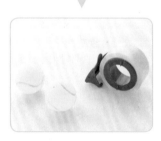

● **硬式网球2个**
● **胶带**

重点是
网球要正确地放在尾椎骨偏上方的位置

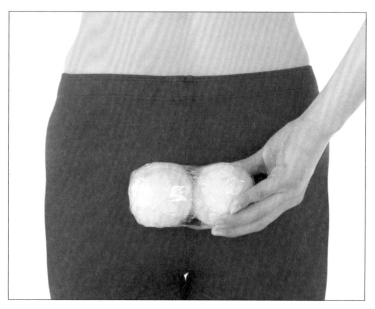

寻找尾椎骨的方法请参照 P86~P87。

骨盆后方
示意图

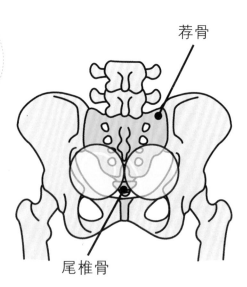

荐骨

尾椎骨

找出尾椎骨，把网球放在尾椎骨两侧略上方的位置。

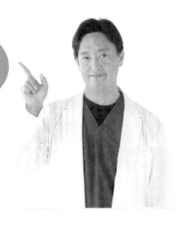

这是让身体重心
前倾的体操

出现身体后仰疼痛型是因为重心过于往身体后方偏移，只要对尾椎骨进行施压，让重心前倾，就能消除腰痛。

施压于尾椎骨来矫正脊椎的 S 形

因荐骨往前倾斜而发生卡锁的情况，利用网球施压于尾椎骨上，就能把荐骨矫正回正确的位置上，而过于弯曲的 S 弧形也能借此获得矫正。

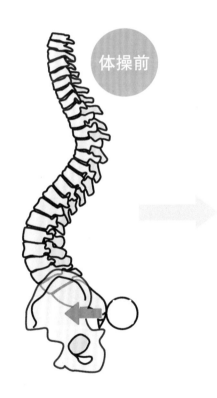

体操前

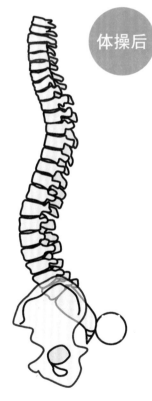

体操后

刺激尾椎骨来矫正荐骨往前倾斜的状态。

荐骨往后倾，脊椎的 S 形更加流畅和缓。

详细的体操做法请翻至下一页

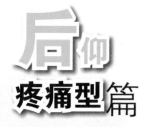

ROM 体操的做法

只要让尾椎骨
靠在网球上即可

【准备】

把网球放在尾椎骨的位置

1
用手指找出尾椎骨

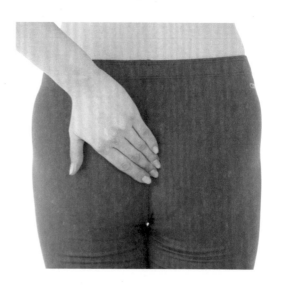

2

把固定好的2个网球放在尾椎骨偏上方的位置

先坐在较硬的地板上，把固定好的2个网球放在尾椎骨略上方的位置。

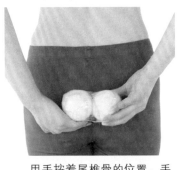

用手按着尾椎骨的位置，手心朝上，把2个固定好的网球放在手心上，网球所接触的地方就是尾椎骨略上方的位置。

3 靠在网球上，全身躺平

如下图所示，把网球放在正确的位置上，脸部朝上躺平即可，须注意网球不能晃动，全身放松维持此姿势1分钟。若太过疼痛则可以弯曲膝盖，调整到"有点痛但又舒服"的姿势。

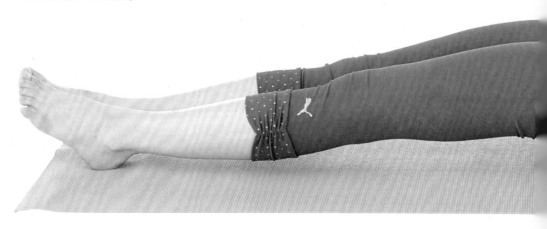

ROM体操的 重点

- 在平坦的硬质地板上进行
- 不使用枕头
- "有点痛却又舒服"的适当刺激
- 建议起床时和睡前各做1次，1天2次
- 1次1分钟，最长以1次3分钟为限

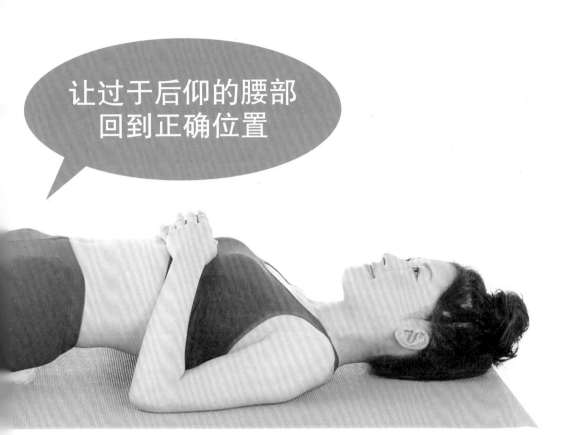

让过于后仰的腰部回到正确位置

ROM 体操都有效的情况

腰痛虽然分为前弯疼痛型与后仰疼痛型，但其实还有前弯与后仰疼痛型。这种情况通常是：某一类型的腰痛先出现，症状持续加重后并发其他类型的腰痛。举例来说，若是腰部前弯与后仰时都会引发疼痛，但前弯的疼痛情况较剧烈，那就以前弯疼痛型ROM 体操为主，以后仰疼痛型ROM 体操为辅。切记两种类型的腰痛，网球摆放位置不同。

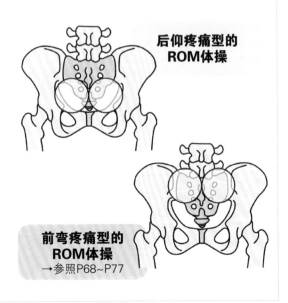

后仰疼痛型的
ROM体操

前弯疼痛型的
ROM体操
→参照P68~P77

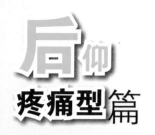

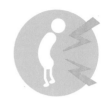

后仰 疼痛型 篇

正坐前弯体操
弯曲腰部将重心前倾

每天坚持做ROM体操，可有效改善腰痛

正坐前弯体操指的是如猫一般把身体向前弯曲伸展，这样可以让腰部完全弯曲，使后倾的重心回到正常位置。背部肌肉容易因身体紧绷而变得僵硬，借由正坐前弯体操，可以舒缓背部，不仅适用于平日因腰部后弯使重心后移的人，也很适合常须保持完美姿势的人，如演艺人员等。除了早晚之外，在工作或做家事的中间休息时间也可以做。

长期持续做正坐前弯体操能够扩大因挤压变窄的椎管空间，进而达到改善腰痛的目的。

对于上半身前弯疼痛型的人，在做趴姿后弯体操之前可以先做正坐前弯体操。

1 采用正坐姿势，
把软垫放在腹部处

采用正坐姿势，背部伸直，
并将软垫放在腹部处。

用卷起来的毛巾也可以 ←

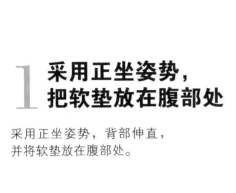

2 上半身往前趴下，伸展背部

将上半身往前趴下，使腰
部弯曲。双手往前伸，感
觉到背部向前伸展。

1次1分钟
1天5~6次

让腰部完全弯曲

双手往前伸

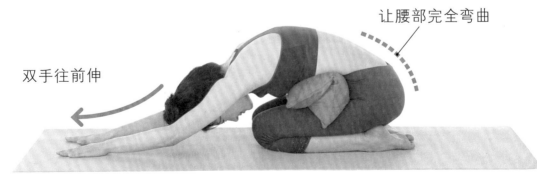

推荐给采用正坐姿势有困难者

坐姿前弯体操

对于没有地方练习正坐或是难以采用正坐姿势的人，
可以改在椅子上做正坐前弯体操。
起初双手没办法碰到脚踝没关系，
经过持续练习后，双手与脚踝间的距离就会越来越近喔！

也可以改用厚的毛巾

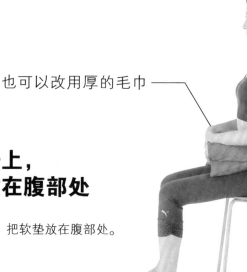

1 坐在椅子上，把软垫放在腹部处

坐在椅子上将背挺直，把软垫放在腹部处。

公园里的简易伸展操 攀爬架体操

用两手紧握攀爬架 1~2 阶的铁杆，脚踩在下一阶的铁杆上，把重心放在臀部上，让腰部慢慢往下坐、呈现完全弯曲的状态。请注意安全、小心跌落。

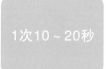
1次10~20秒

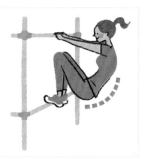

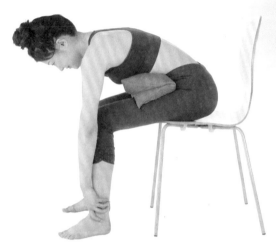

2 上半身往前趴下，双手抓住脚踝

吐气时上半身慢慢往前弯，双手抓住脚踝。若无法抓到脚踝，可以坐椅子边上，如果还是没抓到脚踝，让双手往地板伸展即可。

3 双脚往前移动，伸展腰部

在双脚不疼痛的情况下，让双脚慢慢地前移，伸展脚部，同时让腰部完全弯曲。重点是能感觉到背部肌肉舒展开来。

让腰部完全弯曲

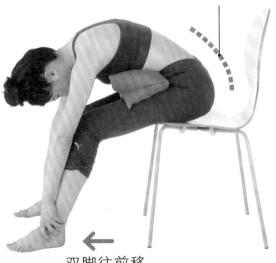

1次1分钟
每天5~6次

双脚往前移

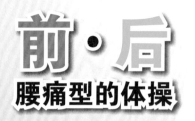

前·后
腰痛型的体操

腰部扭转体操
哪侧腰疼
就扭转哪侧

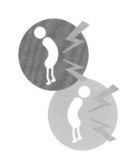

伸展操能有效矫正身体的歪斜处

若身体重心不仅是往前、后偏移，也出现左、右偏移的情况，会对单侧肌肉与关节造成负担，但其症状却可能只在单侧出现剧烈疼痛。

站立时可以注意肩膀、腰部以及膝盖的水平高度是否一致，同时也利用体操扭转身体，矫正身体的歪斜处。做法如下页所示。

但疑似有骨质疏松症（参照P106）的人，做此体操时请根据个人情况减少练习的次数。

1 身体躺平，
在疼痛的那一侧弯曲膝盖

采用仰躺姿势，疼痛剧烈一侧的膝盖
呈90°弯曲，转动身体让膝盖着地。

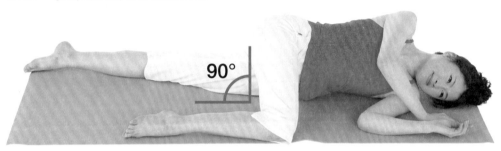

90°

2 上半身往相反方向侧扭转

1次30秒
1天1~2次

用手压住着地的膝盖，不要让膝盖离
地，上半身往另一侧扭转，另一只手
臂往反方向延伸。

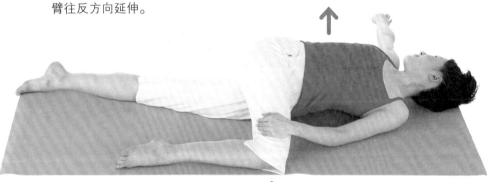

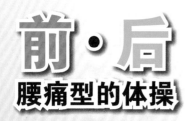

脚跟下压体操

脚部发麻时让背部 与脚部保持一条直线

利用活动关节和体操来改善脚部发麻的情况

　　因椎间盘突出（参照P61）或椎管狭窄症（参照P81）等因素，腰痛的同时还可能会伴随着脚麻的情况，这是因为椎间盘突出的部分或是变形的椎管压迫到神经所造成，神经附近的血管若受到压迫，血液循环就会变差，因此多做让关节活动、促进血液循环的体操就能有效改善。建议此腰痛型的患者除了做ROM体操之外，再加上脚跟下压体操！

1 把发麻侧的脚放在软垫上

在小椅子放上软垫。采取仰卧姿势，将发麻侧的脚部置于软垫上方。

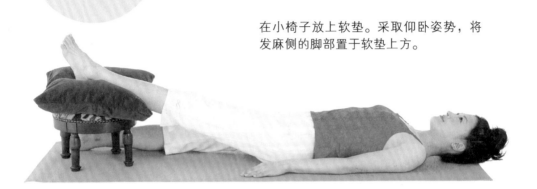

2 脚跟用力往下压

1次30秒
每天1～2次

身体放轻松，脚跟用力往下压，同时呼气，腰部自然抬起，维持姿势30秒后放松。

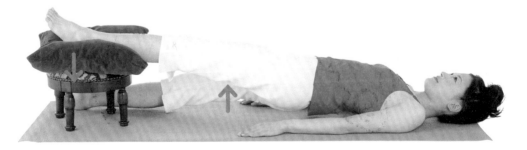

番外篇

颈部的ROM体操

放松头部和颈部
消除肩膀僵硬和颈部疼痛

用网球刺激头、颈间的关节，舒缓肌肉的僵硬感

　　造成肩膀僵硬、颈部疼痛的最大原因是直颈（颈椎曲度变直）。当出现直颈情况时，头部重量会直接加诸在颈椎上，造成颈部后方的肌肉过于紧绷，使血液循环不良，且因肌肉与肩膀相连结，会进一步引发肩膀僵硬和颈部疼痛。利用ROM体操放松头部与颈椎之间的关节，同时泡热水澡来促进血液循环，治疗效果会更好！

用胶带把2个网球固定在一起（请参照P63）。

1 把网球放在颈部与头部之间的关节上

用手指找出耳后的骨头突出处，把网球置于突出处的柔软位置上，这里就是颈部与头部的关节交界处。

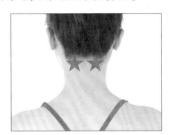

2 采用仰躺姿势

仰躺于坚硬的地板上，全身放松维持1分钟。背部下方放置一本厚度约2cm的书籍等物品来固定网球，让球的力量往斜上方作用在颈部与头部的关节交界处。

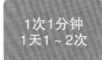

1次1分钟
1天1~2次

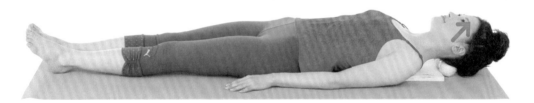

直颈与腰痛的关系

直颈指的是原本呈现弧形的颈椎逐渐变直的情况。脊椎因为呈S形能够分散体重和冲击，若身为脊椎起点的颈椎呈现直线，会破坏全身的平衡，进而对腰部造成不良影响，所以应该避免长时间上半身前弯以及俯视的姿势。

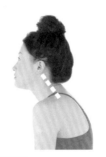

直颈
颈椎既有的弧形曲度消失，呈直线状。

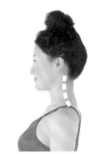

正常的颈椎
颈椎呈趋缓的弧形。

番外篇

膝盖的ROM体操
舒展膝关节
舒缓膝盖疼痛

用网球舒展膝关节，防止软骨磨损

不管膝盖是否有过度使用的情况，都会因受损而逐渐退化，但现代人较常发生的情形却是膝盖使用不足。例如，因运动不足造成膝盖内侧的肌肉退化而产生O型腿；倾斜的关节软骨相互碰撞造成磨损，这些都会让膝盖产生疼痛。此时，可以试试膝盖ROM体操，膝盖ROM体操能有效舒展膝关节、矫正膝关节的位置，建议在洗完澡后，关节血液循环顺畅时做ROM体操最适合。

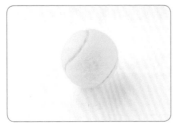

网球1个

1 把网球放在膝盖后侧

网球放在膝盖后侧的位置上。

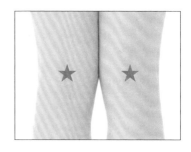

2 采用仰躺姿势用膝盖夹住网球

仰躺于地板上，用膝盖的后侧夹住网球，想象要把球压碎。两手抱住脚，直到你有一种"有点痛却又舒服"的感觉，维持姿势1分钟。

1次1分钟
1天1~2次

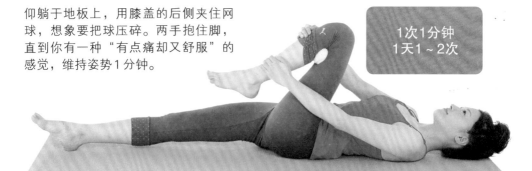

让腰痛与膝盖痛一起好转

多数腰痛患者都会并发膝盖痛，特别是上半身常保持前弯姿势的人，因为身体前弯造成重心前倾，为了全身的平衡膝盖就需要弯曲，从而发生关节卡锁、膝盖疼痛的情况。腰部和膝盖是相互连动的，其实只要保持正确姿势，就能一次解决两个问题。

对膝盖造成负担的姿势

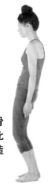

上半身前弯、小腹突出时骨盆会前倾，此姿势对膝盖造成很大的负担。

正确的姿势

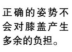
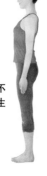

正确的姿势不会对膝盖产生多余的负担。

用 ROM 体操开始每一天的生活
解除腰痛的生活作息

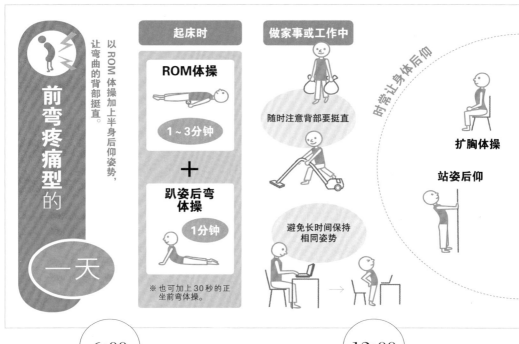

前弯疼痛型 的 一天

以 ROM 体操加上半身后仰姿势，让弯曲的背部挺直。

起床时

ROM体操
1～3分钟

+

趴姿后弯体操
1分钟

※ 也可加上30秒的正坐前弯体操。

做家事或工作中

随时注意背部要挺直

避免长时间保持相同姿势

时常让身体后仰

扩胸体操

站姿后仰

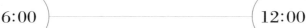

6:00   12:00

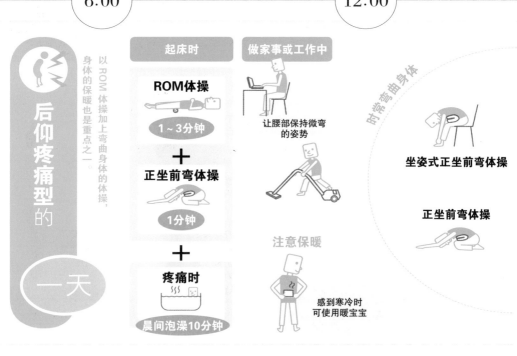

后仰疼痛型 的 一天

以 ROM 体操加上弯曲身体的体操，身体的保暖也是重点之一。

起床时

ROM体操
1～3分钟

+

正坐前弯体操
1分钟

+

疼痛时
晨间泡澡10分钟

做家事或工作中

让腰部保持微弯的姿势

注意保暖

感到寒冷时可使用暖宝宝

时常弯曲身体

坐姿式正坐前弯体操

正坐前弯体操

改善腰痛的祕诀是养成做 ROM 体操的习惯，避免对腰部产生负担。
把 ROM 体操和注意事项自然地融入生活当中，让你在不知不觉中把腰痛赶走。

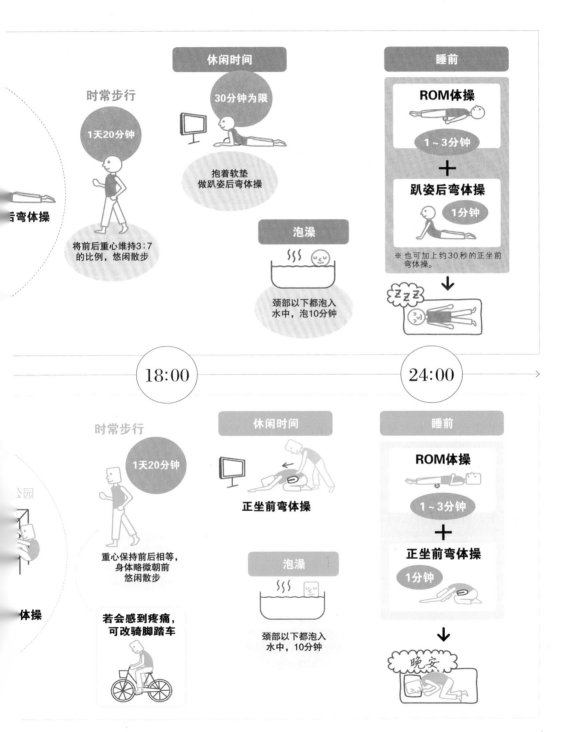

其他
腰痛类型 篇

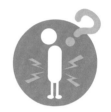

非重心偏移
引发的腰痛

多数腰痛都是由于重心偏移、荐髂关节卡锁造成的，但除了这些，还有其他因素造成的腰痛类型。

注意特殊的疼痛方式，针对原因寻找对策

若疼痛方式、症状不符合前弯疼痛型、后仰疼痛型，那么可能就是重心偏移以外的原因所致，如一些会危及生命的内科疾病等，要特别注意观察疼痛的特征，提早发现原因并尽快接受治疗。

关节囊内矫正术主要是针对因重心偏移而引发的腰痛，此外也能舒缓由骨质疏松症、退化性髋关节炎所引发的腰痛。因精神压力导致的腰痛患者中，部分患者也有荐髂关节卡锁的问题，因此关节囊内矫正术对他们而言也是有效的。

对于身心疾病来说，在治疗过程中不能只针对心理，而是要从生理、心理两方面着手，才会有治疗的效果。

因内科疾病造成的腰痛

若腰痛的问题出在腰椎或骨盆，患者应该可以找到一个轻松、舒适的姿势，但若任何姿势都不舒服，那么导致腰痛的原因可能是内科疾病。这些内科疾病有危及生命的可能，不能认为只是腰痛而轻忽。若出现"和以往的疼痛方式不同"的情况，请尽快就医。

因内科疾病造成的腰痛，约占所有腰痛的1%。

症状

· 即便安静休养，疼痛感也没有减少。
· 不管怎么做都找不到舒适的姿势。
· 发热、发冷、倦怠感、恶心、腹泻、血尿、血便等，可能并发其他症状。

好发人群 人人都有可能。

治疗与对策 尽快去医院就诊。

会并发腰痛的主要内科疾病

胃—十二指肠溃疡、胆结石、急性胰脏炎、肾—输尿管结石、急性肾脏梗塞、肝硬化、腹部主动脉瘤破裂、带状疱疹、子宫内膜异位症、子宫肌瘤、胃癌、胰脏癌、直肠癌、子宫癌等。

会并发腰痛的主要脊椎疾病

脊柱结核性弯曲、化脓性脊椎炎、脊椎肿瘤等。

因精神性压力而引发自律神经失调等身心疾病

由心理压力所引起的生理疾病称为身心疾病，其中有许多患者是因为自律神经失调所致。现代人过于拼命地工作，使得交感神经过于活跃而造成血液循环不佳、肌肉紧绷等情况，其症状也包含腰痛，唯有消除心理上的压力，症状才能获得改善。

- 感到疼痛的部位有多个或者是会移动。
- 在特定的状况下，会出现症状。
- 伴随头痛、肩膀僵硬、颈部疼痛、失眠、胃痛以及恶心等症状。

- 压力大或经常在紧张状态下生活的人。
- 心情易忧郁者。
- 交感神经敏感，对于疼痛过度敏感者。
- 难以适应环境变化的人。

- 若关节囊内矫正术*治疗无效，须改为自律神经治疗。
- 星状神经节激光阻断术。
- 减压治疗、身心医学诊疗。

因骨质疏松症造成的腰椎压迫性骨折

由骨质疏松症造成的腰椎压迫性骨折，不仅是跌倒或跌坐在地会产生疼痛，平常打喷嚏或乘坐交通工具时摇晃等轻微刺激都可能会引发疼痛。停经后的妇女可能会发生急性腰痛，特别是70岁以上的高龄女性，大多都是压迫性骨折造成的。症状治疗到一个阶段后，应避免一直卧床静养，尽可能多步行，做简易的运动。

- 腰部或背部剧烈疼痛。
- 身体侧躺，轻敲脊椎会有抽痛感。
- 疼痛情况会持续数日。

- 停经后的女性。
- 特别是70岁以上的高龄者。

- 在骨骼稳固之前须使用石膏或背架来固定。
- 拆掉石膏后进行关节囊内矫正术*。
- 运用按摩水床做治疗。

退化性髋关节炎

退化性髋关节炎是髋关节软骨因磨损而退化，造成髋关节疼痛的疾病。持续加重会造成髋关节的可动范围变小，做些小动作也会感到疼痛。治疗方式以运动疗法、温热疗法以及药物疗法等保守疗法为主，并搭配日常生活注意事项，如使用手杖减轻髋关节的负担，肥胖者应减肥等，但根据患者的症状，部分患者可能需要接受手术治疗。

症状
· 髋关节产生疼痛或不适感。
· 若症状加重，会出现拖着脚走路的情况。

好发人群
· 中年之后的女性。
· 好发于幼儿期曾发生过髋关节脱臼者。

治疗与对策
· 医疗激光治疗。
· 手术。
· 关节囊内矫正术*。

＊关节囊内矫正术是酒井诊所施行的治疗手法，而ROM体操则是在家也能做的居家版关节囊内矫正术。

什么是闪到腰？

腰部在一瞬间突然感到剧烈疼痛，就是闪到腰了！造成闪到腰的原因很多，但只要了解闪到腰的机制，避免危险的姿势和动作，就能达到预防的目地。

闪到腰不是一种疾病

到目前为止介绍了多种造成腰痛的原因，但闪到腰无法分类到这些类别中，属于其他类型的腰痛，正式名称是"急性腰痛"，意思是突然发生的剧烈腰背及臀部疼痛。急性腰痛的类型很多，而在日常生活中因不经意的动作所引发的"闪到腰"最为常见。

书中介绍的后仰疼痛型等腰痛都属于慢性腰痛，而闪到腰则属于急性腰痛。若腰部突然出现剧烈疼痛，使用了P39的检查表来确认腰痛类型，即便原因属于A~H的范围，但因为是突然发生的，还要归类在急性腰痛上。

闪到腰比较容易发生在前弯疼痛型的人身上，且肌膜性腰痛或椎间盘突出的各阶段也都可能引发此类型的急性腰痛。

肌肉的过度疲劳

竖脊肌是脊椎后方的长肌，下迄腰部，上达颈部，上半身前弯或弯腰的姿势都是借由竖脊肌的收缩来支撑。上半身前弯、长时间保持相同姿势或荐髂关节卡锁的状态下，竖脊肌会过度疲劳而造成收缩异常。竖脊肌疲劳也会连带地影响周围相连的肌肉，导致肌肉收缩异常。若疲劳长期累积，会导致肌肉僵硬，某日突然做个动作，竖脊肌瞬间异常收缩，腰椎一口气被往后拉，肌肉发炎受伤，这就是闪到腰的情况。

闪到腰后只要放松肌肉，腰椎就能恢复到正常的弧形，但如果不去改变造成腰部负担的姿势以及荐髂关节卡锁的情况，闪到腰就会不时地发生。

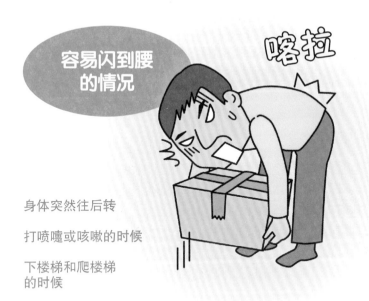

容易闪到腰的情况

喀拉

抬起重物时

早上弯腰洗脸时

睡过头了！
从床上跳起时

久坐突然站起时

弯腰进行工作时

身体突然往后转

打喷嚏或咳嗽的时候

下楼梯和爬楼梯
的时候

闪到腰的机制

长时间保持相同姿势	对腰部造成负担的姿势

肌肉疲惫而异常收缩

肌肉韧带拉伤、发炎	肌肉疲劳累积和极度异常收缩，腰椎被往后拉，肌肉发炎受伤
=	=
腰痛	闪到腰

如果闪到腰该怎么办?

休息静养

- 痛到无法忍耐时，进行适当的冰敷，当疼痛感下降后改为热敷。
- 若疼痛持续，可服用市售止痛药。
- 使用背架或棉布固定患部。

找个觉得舒服的姿势

找个舒服的姿势安静休息。
采用腰部或膝盖弯曲的姿势，能够缓和肌肉的紧张感，使其恢复加速，但不适用于慢性腰痛。

舒适的姿势

仰躺时
拿个软垫放在膝盖下方。

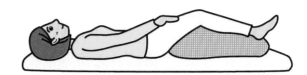

俯趴时
拿个软垫放在腹部以及膝盖以下的区域。

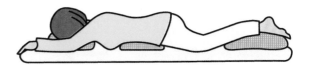

侧躺时
弯曲背部侧躺。

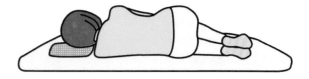

若出现以下情况 需要尽快就医	·**不论何种姿势都无法降低疼痛感** ·**疼痛加剧**	·**发烧**	·**脚发麻** ·**脚无法活动**

从床上起身的方式

不管躺着的姿势如何，都要避免腰部扭动，动作缓慢是重点。

① 屈膝侧躺，手肘着地。

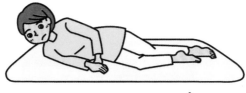

② 两手撑地，慢慢地把身体撑起来。

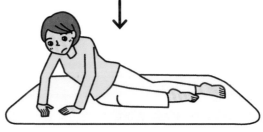

※ 在步骤2之后把腰撑起，四肢着地，利用小椅子或自己的膝盖支撑后，再站起来。

发生后的3~4天

恢复正常生活

· 即使还有点疼痛，也可以开始做些家事。

· 若还是觉得疼痛或感到不安，请尽快就医。

· 避免长时间穿着背架。

避免复发的注意事项

● 每天都做ROM体操

● 避免做会对腰部产生负担的姿势和动作

● 注意腰部保暖

● 尽量多外出散步

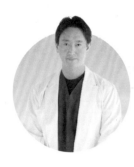

相关辅助性用品

在此介绍酒井医师设计的有助于预防腰痛和解除疼痛的相关用品，请依据自身疼痛程度和症状来选择。
（以下用品仅供参考。）

有助于
预防腰痛
舒缓疼痛

束腹带，塑身内衣

束腹带可以用来固定腹部和骨盆，使用束腹带缠绕腹部，能补强竖脊肌的力量，减少脊椎的负担，而缠绕在骨盆上，可以减轻臀部与大腿肌肉的负荷。须配合症状来使用，患部情况良好时就要取下，避免身体产生依赖性。市面上也有贩售平日用来矫正姿势的塑身内衣。

3WAY腰部加压带（束腹带）

能够配合症状进行调整的束腹带

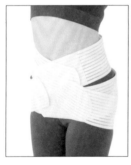 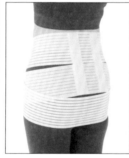

运用3条束带的组合，能够依照症状分3阶段使用。第1阶段：韧带、肌肉（竖脊肌和臀大肌）与荐髂关节间的连动不佳时；第2阶段：只有韧带和肌肉不适时；第3阶段：只有荐髂关节不适时。超群的加压力道能够调整腰椎的错位，有助于减轻疼痛感。

骨盆矫正塑身组

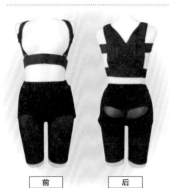

前　　后

一个人要改变长期以来的姿势，是件极为困难的事情，通过穿着骨盆矫正塑身组，你可以把腰部周围到背部矫正成正确又美观的姿势。

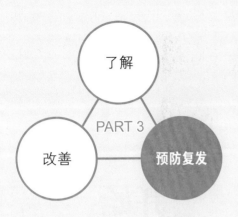
腰痛不再来

解决恼人的腰痛，并降低复发的概率，才称得上是大幅改善！为了不让腰痛复发，最重要的是改变自己日常生活中的姿势、动作以及习惯，当身体记住了正确的姿势和动作后，方能达到永远与腰痛绝缘的目标。

要大幅改善腰痛就从改变姿势和动作开始

如果不改掉会造成腰痛的一些姿势和动作，腰痛就会不断发生。
把不会造成腰部负担的姿势和动作融入生活中，才能跟腰痛说拜拜！

疼痛不再出现并不代表治疗的结束

荐髂关节卡锁是引发腰痛的主因，通过本书介绍的居家版关节囊内矫正术——ROM体操，松开卡锁情况并恢复荐髂关节的活动顺畅度，大多数的腰痛都能获得舒缓。但是，若不改掉造成荐髂关节负担的姿势和动作，荐髂关节就可能再次发生卡锁的情况，而陷入腰痛反复找上门的痛苦深渊。

不管是哪种治疗方式，即便是动了手术，若还是持续错误姿势和动作，腰痛还是会复发，只有消除引起腰痛的根源才能算是完全治好腰痛。

让身体记住正确的姿势和动作

大多数腰痛的根本原因都隐藏在平时无意间的重复姿势、动作以及日常生活习惯之中，必须自己警觉到什么样的姿势或动作会对腰部造成负担，并通过重复的方式让身体记住正确的姿势与动作，才能摆脱腰痛的纠缠。接下来要介绍的是各种生活场景里会对荐髂关节和腰部造成负担的姿势与动作，看了以下介绍后就能发现自己的错误动作习惯，亦可作为日后改善的提醒。

把ROM体操与保持正确姿势、动作一起融入日常生活中，就能达到大幅改善腰痛的终极目标。

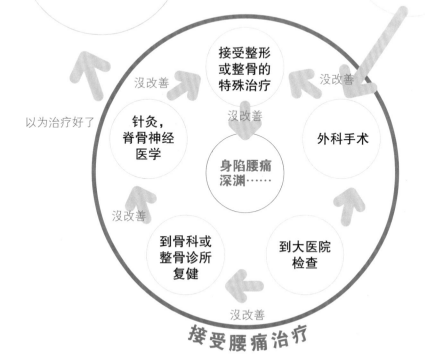

腰痛的无限
恶性循环

产生僵硬或
疼痛情况

肌肉的
疲劳、收缩
荐髂关节异常

为了让腰部舒服
过度安静休养

腰痛的根本原因
对腰部造成负担的
姿势和动作
长时间保持相同姿势

疼痛增强
疼痛慢性化

接受整形
或整骨的
特殊治疗

没改善

没改善

针灸，
脊骨神经
医学

没改善

身陷腰痛
深渊······

外科手术

以为治疗好了

到骨科或
整骨诊所
复健

到大医院
检查

没改善

没改善

接受腰痛治疗

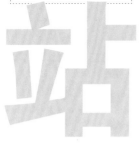

站姿

站立时想象头上有一条
来自天上的线把全身拉起

站立姿势对于腰部的负担是仰躺的4倍，是上半身
略往前弯姿势的6倍。站立时的要点就是心中谨记
重心不要偏移，背部挺直站立。

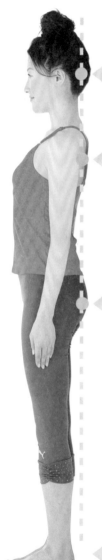

后脑勺

肩胛骨

臀部
（荐骨）

**背部靠在墙面上
自然站立**

背部后仰，腰部弯曲才是
自然的站立方式。背部靠
着墙面站立时，后脑勺、
肩胛骨、臀部与脚跟都与
墙面接触，此时头到脚的
重心呈现一条直线。

脚跟

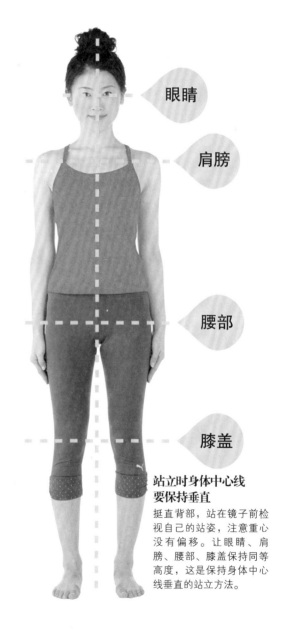

眼睛

肩膀

腰部

膝盖

**站立时身体中心线
要保持垂直**

挺直背部，站在镜子前检
视自己的站姿，注意重心
没有偏移。让眼睛、肩
膀、腰部、膝盖保持同等
高度，这是保持身体中心
线垂直的站立方法。

你的站姿OK吗?

这样的站姿对腰部负担大

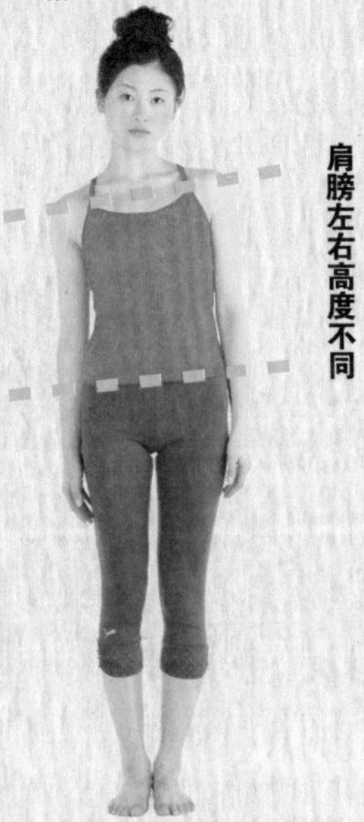
肩膀左右高度不同

若身体重心往左或右偏移时，对腰部的负担会增大，所以对于站立时把重心放在某一侧的人来说，更要特别注意。

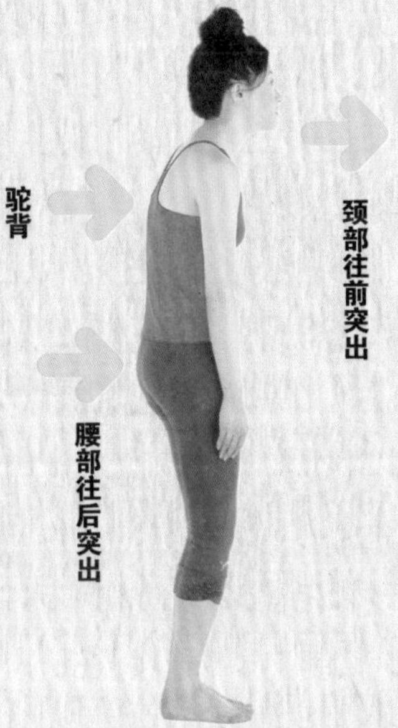
驼背
腰部往后突出
颈部往前突出

背部自然的S形消失，背部到腰部弯曲往前倾，重心前倾，这是对腰部造成相当大负担的站姿。

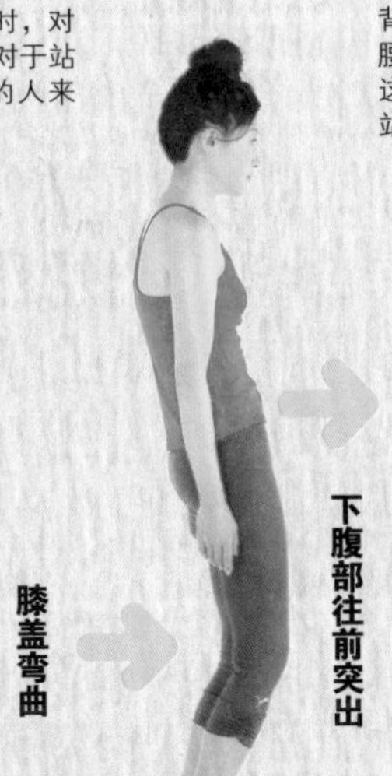

膝盖弯曲
下腹部往前突出

腰部往后倾造成重心后移，因此膝盖要弯曲以取得平衡。这样的站姿会对腰部和膝盖造成很大的负担。

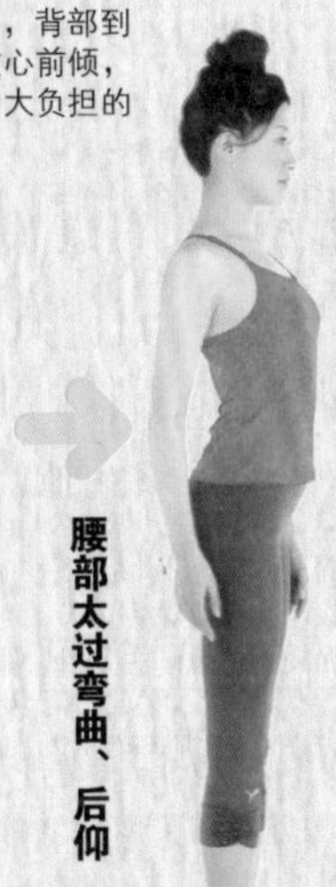

腰部太过弯曲、后仰

脊椎太过往前弯曲，重心后移，会对腰部肌肉和关节造成负担。

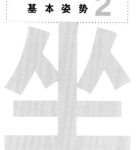

坐姿

让脊椎保持自然的 S 形

坐着感觉比较轻松，但挺直坐姿对腰部造成的负担是仰躺的 1.4 倍，若上半身往前弯则是 1.9 倍。先选一张适合自己的座椅，并时常检查自己的坐姿，才能减轻腰部负担。

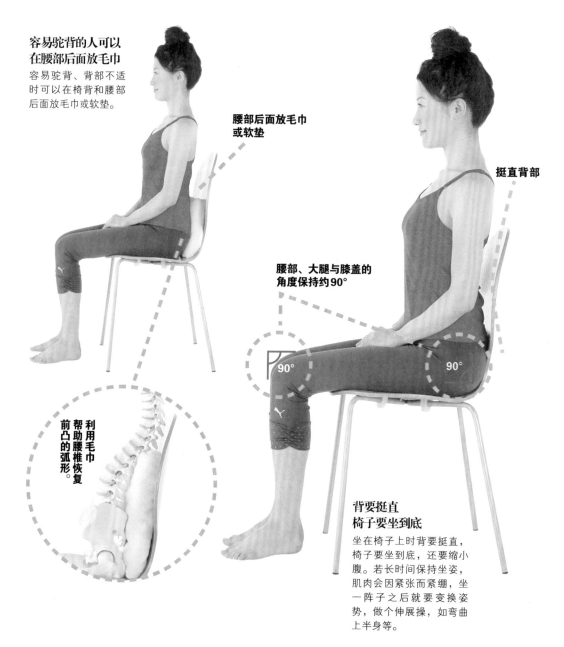

容易驼背的人可以在腰部后面放毛巾

容易驼背、背部不适时可以在椅背和腰部后面放毛巾或软垫。

腰部后面放毛巾或软垫

利用毛巾帮助腰椎恢复前凸的弧形。

挺直背部

腰部、大腿与膝盖的角度保持约 90°

90°

90°

背要挺直 椅子要坐到底

坐在椅子上时背要挺直，椅子要坐到底，还要缩小腹。若长时间保持坐姿，肌肉会因紧张而紧绷，坐一阵子之后就要变换姿势，做个伸展操，如弯曲上半身等。

这样的坐姿对 腰 部负担大

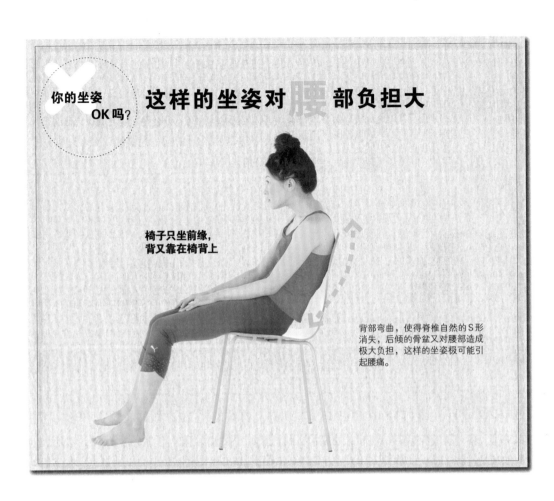

椅子只坐前缘，
背又靠在椅背上

背部弯曲，使得脊椎自然的S形消失，后倾的骨盆又对腰部造成极大负担，这样的坐姿极可能引起腰痛。

椅子的高度选对了吗？

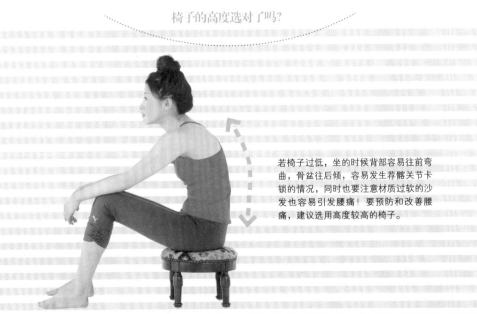

若椅子过低，坐的时候背部容易往前弯曲，骨盆往后倾，容易发生荐髂关节卡锁的情况，同时也要注意材质过软的沙发也容易引发腰痛！要预防和改善腰痛，建议选用高度较高的椅子。

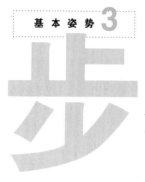

基本姿势 3

步行

随时让身体重心略微后移

养成每天都散步的好习惯，有助于改善腰痛，但是走路姿势如果不正确，反而会引发腰痛，多多留意走路时的姿势吧！

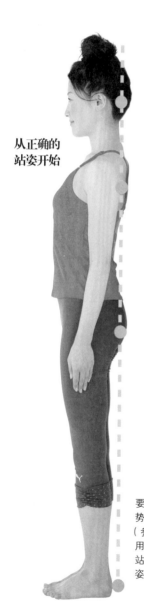

从正确的站姿开始

走路时想象头顶上有条线把全身拉起，背部挺直，让重心略微往后移。走路时的重点是想象身体被拉直，每个椎间盘都展开，手脚所有的关节都流畅且有节奏地活动着。

要知道正确的走路姿势，先从正确的站姿（参照 P116）开始。利用靠墙等方式保持正确站姿，让身体记住正确姿势后再开始走路。

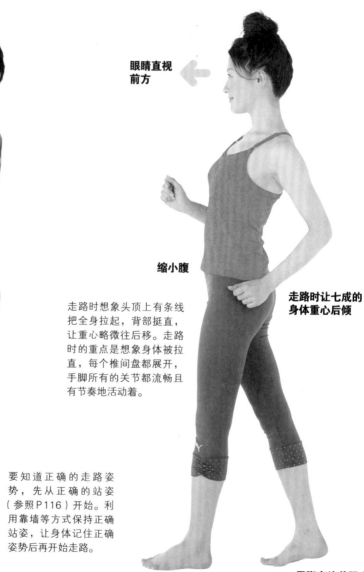

眼睛直视前方

缩小腹

走路时让七成的身体重心后倾

脚跟先着地

用脚尖往前踢出，向前迈进

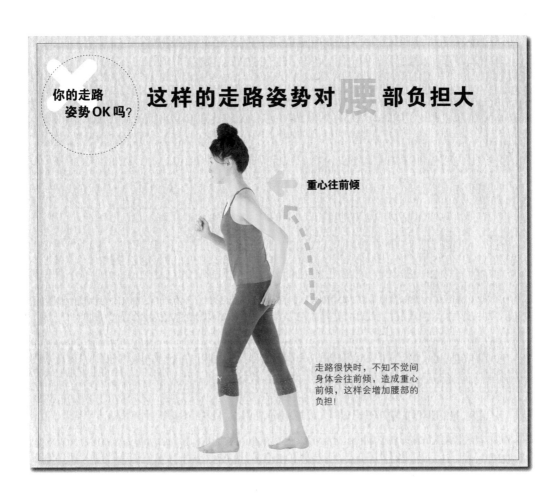

你的走路
姿势 OK 吗?

这样的走路姿势对 **腰** 部负担大

重心往前倾

走路很快时,不知不觉间身体会往前倾,造成重心前倾,这样会增加腰部的负担!

不同腰痛类型的走路方式

前弯疼痛型
重点是走路时要让重心后倾,缓慢行走。养成每天都走路的习惯,对于椎间盘的健康和腰痛的改善都有助益。

后仰疼痛型
先找到适合自己的走路方式,缓慢行走。后仰疼痛型的人采用身体重心前移的走路姿势比较舒服。

腰 痛 不 再 来

改变生活习惯
减轻腰部负担

在日常生活中不自觉的动作里，潜藏着引发腰痛的"恶魔"，自己很难发觉。让我们一起来找出并改正不良姿势，时时保持正确姿势与动作，才能真正远离腰痛。

膝盖保持直立，就把重物搬起

膝盖保持伸直状态，靠弯上半身把东西搬起，重力会全部集中在腰部周围的关节上，是造成闪到腰的危险动作，即使物品重量轻也要避免这样的动作。

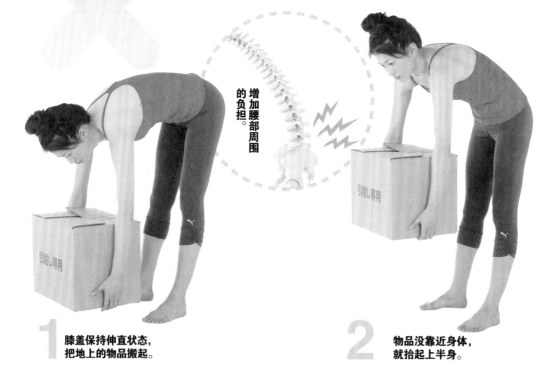

增加腰部周围的负担。

1 膝盖保持伸直状态，把地上的物品搬起。

2 物品没靠近身体，就抬起上半身。

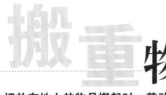

搬重物

**一个容易引发腰痛的动作
应设法减轻腰部的负担**

把放在地上的物品搬起时，若动作错误就极可能闪到腰。不论是搬起地上的重物或是重量小的物品，都要养成"腰部不弯曲，蹲下把物品拿起"的好习惯。

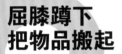

屈膝蹲下
把物品搬起

通过使用髋关节、膝关节与踝关节让负担分散，减轻腰部的压力。

因为上半身没有往前弯，腰部负担会比较小。

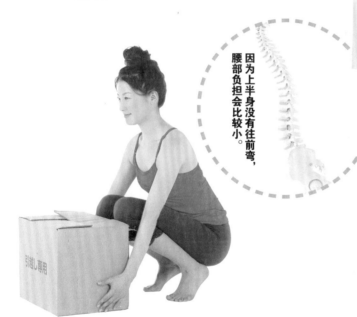

1 站在靠近物品的位置，
上半身保持直立，弯曲膝盖下蹲。

2 物品紧靠身体，
慢慢站起来。

⚠ 不要一个人搬重物

一个人搬运或搬起超过30kg的重物时，会对腰部产生巨大的压力，极可能发生闪到腰的情况，建议搬运重物时应多人合力完成！

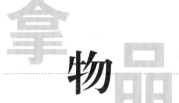

拿物品

改变拿东西的方式
让身体保持平衡

单手拿东西或提包包时脊椎会自然往一侧倾斜，这时可让重心往另一侧移动来保持身体的平衡。如果总是以同一侧的手来提东西，就会对腰部和肩膀造成负担，就更别说是老用同一侧的手来提重物了。正确的方式应该是将物品均分成2份，一手拿一份来达到平衡的目的。

双手提东西

尽量将东西分为均等的2份，左右各提1份。若无法分成小份时，就应时常换手。

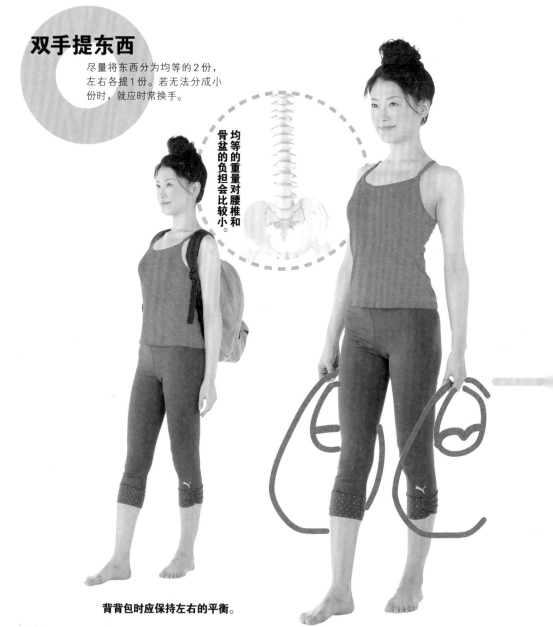

均等的重量对腰椎和骨盆的负担会比较小。

背背包时应保持左右的平衡。

单手提东西

身体的重心会往提东西的那一侧倾斜，可让身体往另一侧倾斜来达到平衡。若总是用同一边的手来提东西，长期下来会对腰椎、骨盆以及肩膀造成伤害。

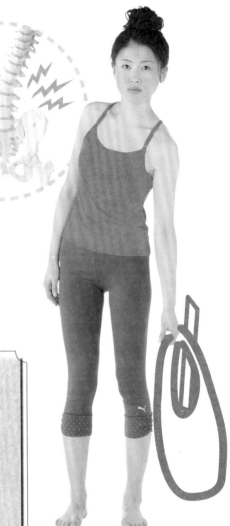

重心偏移，给腰椎与骨盆造成负担。

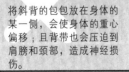

若要斜背，请把包包放后面

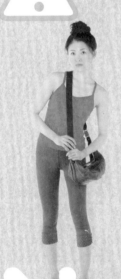

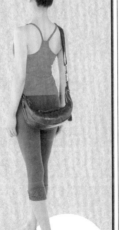

将斜背的包包放在身体的某一侧，会使身体的重心偏移；且背带也会压迫到肩膀和颈部，造成神经损伤。

把包包斜背在后面，重心会比较稳定，对颈部的负担也比较少。

坐在地上

坐在地上要注意
这些姿势会造成腰痛

抱膝而坐很容易引发腰痛，这是特别要避免的姿势。正坐对腰部负担最少，但不可以驼背。正坐的时候如果腰部、大腿、膝盖出现疲劳感，可以在臀部放个软垫。

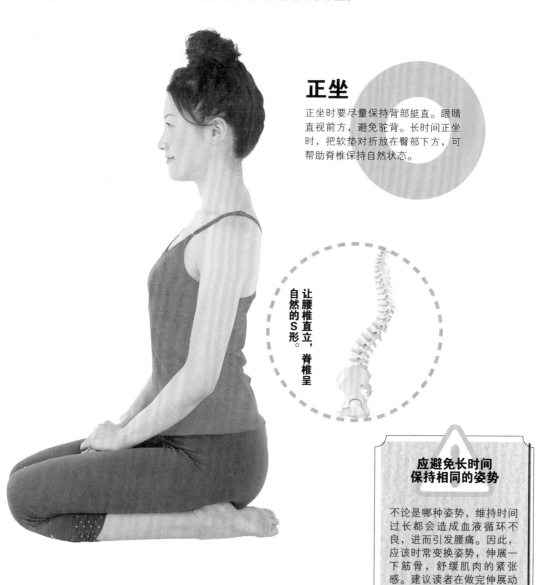

正坐

正坐时要尽量保持背部挺直。眼睛直视前方，避免驼背。长时间正坐时，把软垫对折放在臀部下方，可帮助脊椎保持自然状态。

让腰椎直立，脊椎呈自然的S形。

应避免长时间
保持相同的姿势

不论是哪种姿势，维持时间过长都会造成血液循环不良，进而引发腰痛。因此，应该时常变换姿势，伸展一下筋骨，舒缓肌肉的紧张感。建议读者在做完伸展动作后，可以靠着墙壁站立一会儿（参照P116），让身体快速回到正确的姿势。

抱膝而坐

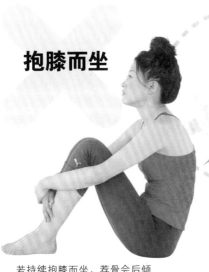

荐骨太过后倾，容易造成荐髂关节卡锁的情况。

若持续抱膝而坐，荐骨会后倾并被挤压，容易发生荐髂关节卡锁的情况。

侧身坐

脊椎朝单侧弯曲，会造成骨盆的负担增大。

侧身坐会使重心往左或往右倾斜，造成脊椎弯曲。侧身坐时可利用更换左右位置，减缓重心失衡的情况。

盘腿坐

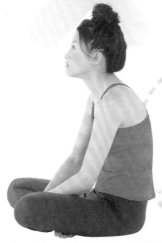

骨盆后倾，腰部负荷增大。

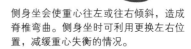

盘腿坐容易造成骨盆后倾，须特别注意。若一定要盘腿坐时，可以把软垫对折垫在臀部下方，让骨盆保持直立。

使用电脑

驼背会压迫椎间盘
腰痛不请自来

坐在椅子上办公看似舒适，但其实腰部承受的压力比站着的时候更大，加上专注于工作时，上半身会前弯紧盯屏幕。若长时间保持此姿势，会给腰部带来巨大的负担。建议每20~30分钟就做个伸展操。

把重心后倾，挺直背部

脸尽量离电脑屏幕远一点，挺直背部，让重心后倾，同时调整屏幕的高度，使之与视线同高。

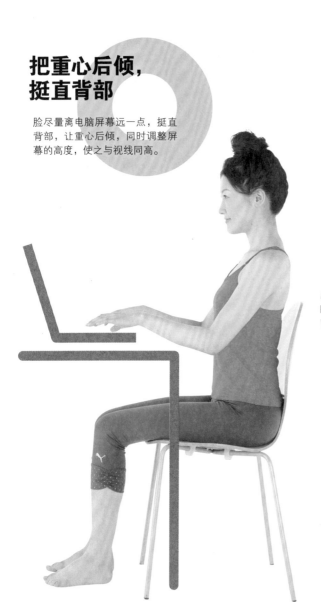

让腰椎直立，脊椎就能保持自然的S形。

很容易驼背的人

在椅子上正坐，较容易挺直背部，也能减轻腰部的负担。可以在背部和椅背之间放浴巾等（参照P118），帮助背部维持自然的S形。

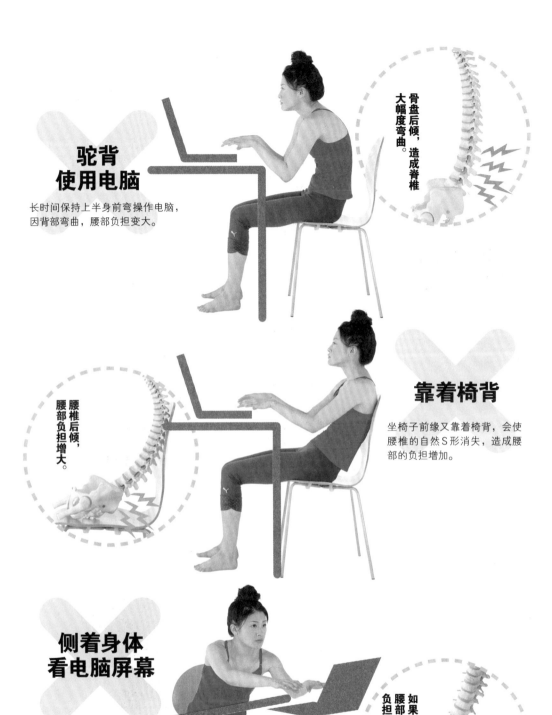

驼背
使用电脑

长时间保持上半身前弯操作电脑，因背部弯曲，腰部负担变大。

骨盘后倾，造成脊椎大幅度弯曲。

腰椎后倾，腰部负担增大。

靠着椅背

坐椅子前缘又靠着椅背，会使腰椎的自然S形消失，造成腰部的负担增加。

侧着身体
看电脑屏幕

侧着身体看电脑屏幕或者扭着身体用电脑都会增加腰部的负担，使腰痛的发生率提高。

如果扭转脊椎与腰部，腰部、脊椎和肩膀等的负担都会增大。

129

使用吸尘器时 禁止弯腰驼背

使用管子长度较短的吸尘器时，上半身自然会前弯，这样容易造成腰痛，调整管子的长度，使用时保持背部挺直的良好姿势。在使用握柄较短的拖把和扫把时也一样，要随时提醒自己上半身不前弯，避免增加腰部负担。

**挺直背部
使用吸尘器**

若吸尘器管子较短或是要吸沙发下方时，要避免弯腰半蹲，而是改以弯曲膝盖降低腰部高度的方式。

调整吸尘器的管子长度，让身体能保持直挺的状态，这是使用吸尘器时的最佳姿势。

脊椎挺直。

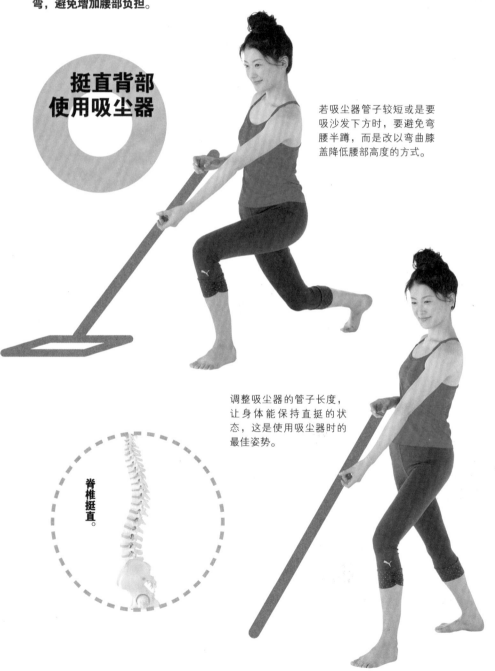

以弯腰姿势
使用吸尘器

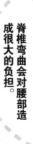

脊椎弯曲会对腰部造成很大的负担。

用抹布擦地板时
应避免弯腰半蹲

经常有人用抹布擦地板时闪到腰，因为多数人喜欢采用弯腰半蹲的姿势，但这样的姿势会对腰部造成非常大的负担，更不用提上半身前弯的动作了。建议采用单膝跪地，让腰部往下坐，保持上半身不弯曲的姿势，这样可有效减小对腰部造成的负荷。

在厨房忙碌时

设计厨房的调理台和洗碗槽时，应考虑使用者的身高和体型，不然就容易出现弯腰、扭转身体等姿势，造成腰部的负担。如果做菜时觉得腰部疼痛，请先检视自己的姿势是否正确，若问题出在调理台的高度上，在考虑改变调理台高度之前，建议先想想有无其他简易、花费少的可行方案。

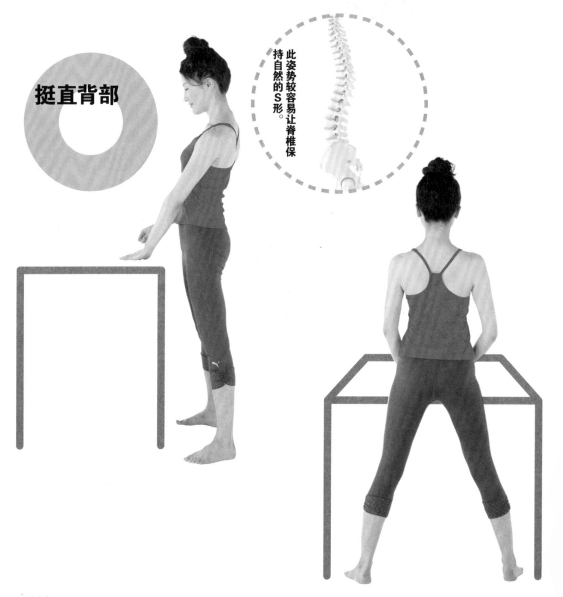

挺直背部

此姿势较容易让脊椎保持自然的S形。

132

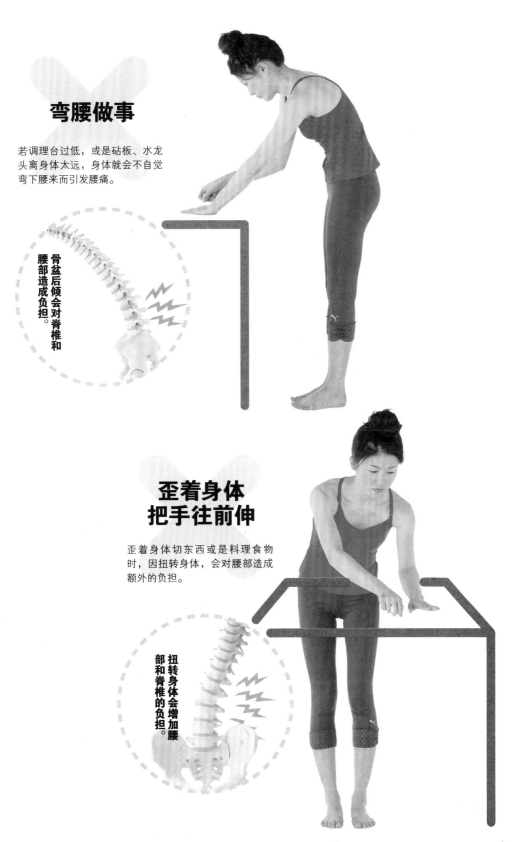

弯腰做事

若调理台过低，或是砧板、水龙头离身体太远，身体就会不自觉弯下腰来而引发腰痛。

骨盆后倾会对脊椎和腰部造成负担。

歪着身体
把手往前伸

歪着身体切东西或是料理食物时，因扭转身体，会对腰部造成额外的负担。

扭转身体会增加腰部和脊椎的负担。

外出时

注意姿势 腰部轻松

上下楼梯、坐地铁或公交车时，若不特别注意，常常会在不自觉中造成腰部的负担！以下介绍腰部不适或状况不佳时，要特别注意的姿势与动作重点。

楼梯

觉得腰部不适时 应避免下楼梯的动作

现代人看到楼梯往往就会想到平时运动量不够，趁机爬个楼梯锻炼一下，这样的想法固然不错，但殊不知下楼梯的动作会对腰部造成极大的负担，若腰部感到不适时，请不要走楼梯，改乘手扶梯等。

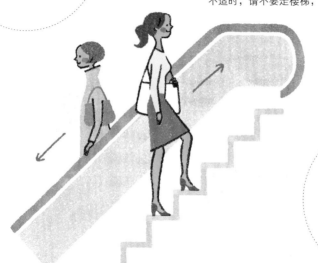

座椅

尽量挺直背部 并往椅背靠拢

坐在座椅边缘又靠在椅背上，会造成腰部倾斜并增加其负担。歪着身体靠在座位旁的护板上感觉很舒服，但身体重心会偏向某一侧，不自觉之间让腰部承受更大的负担。尽量往座椅里面坐并挺直背部，这才是善待腰部的坐姿。

吊环

左右手交替拉吊环

若长时间用同一只手拉吊环，身体重心会往某一边偏移，造成腰部负担加重，应左右手交替拉吊环。越高的吊环越容易造成身体重心偏移，应避免长时间一直拉着。

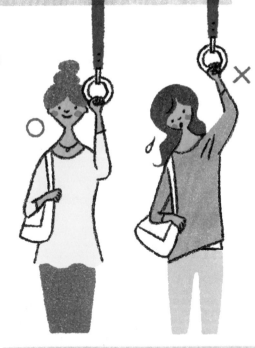

直立扶杆

靠扶杆近一些
握着站立更安稳

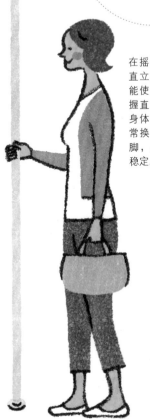

在摇晃的车厢内，握直立扶杆比拉吊环更能使身体保持平稳，握直立扶杆时尽量让身体靠近扶杆，并时常换手握。可张开双脚，身体的重心会更稳定。

疲劳时靠墙休息的小技巧

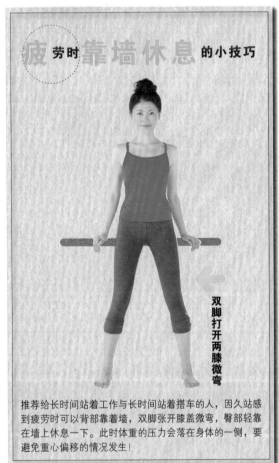

双脚打开两膝微弯

推荐给长时间站着工作与长时间站着搭车的人，因久站感到疲劳时可以背部靠着墙，双脚张开膝盖微弯，臀部轻靠在墙上休息一下。此时体重的压力会落在身体的一侧，要避免重心偏移的情况发生！

运动去

施行运动疗法，
小心腰痛加重

人们所说的能改善腰痛的运动里，有些根本无效，还可能让腰痛更加严重。真正对腰痛有改善与预防效果的运动是符合自身症状的ROM体操、伸展操以及散步等。

选择适合自己的运动

例如前弯疼痛型的人建议做趴姿后弯体操，而后仰疼痛型的人则做攀爬架体操，选择适合自己身体状况的运动，才能发挥200％的效果。

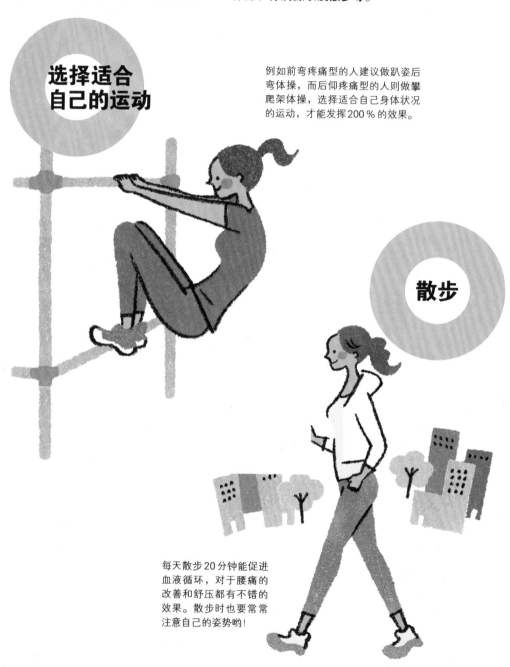

散步

每天散步20分钟能促进血液循环，对于腰痛的改善和舒压都有不错的效果。散步时也要常常注意自己的姿势哟！

腰痛体操

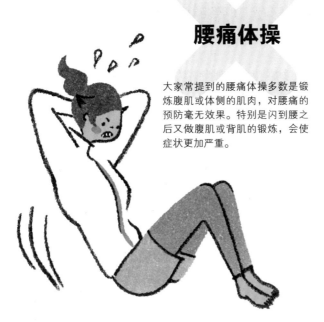

大家常提到的腰痛体操多数是锻炼腹肌或体侧的肌肉，对腰痛的预防毫无效果。特别是闪到腰之后又做腹肌或背肌的锻炼，会使症状更加严重。

水中步行

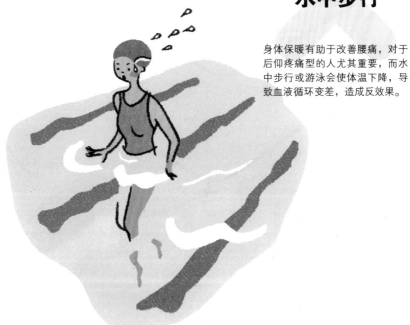

身体保暖有助于改善腰痛，对于后仰疼痛型的人尤其重要，而水中步行或游泳会使体温下降，导致血液循环变差，造成反效果。

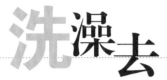 **洗澡是体贴腰部的最佳方法**

泡澡能暖和身体使血液循环变好，加速腰痛的改善。即便是夏季也要在浴缸里好好暖身子。特别是后仰疼痛型的人，建议疼痛时每天早晚各泡1次澡。

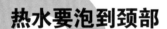

热水要泡到颈部

泡澡的水温为38～39℃，约泡10分钟。重点是要让颈部、肩膀和手都泡入水中充分温暖一下。

注意事项

若泡澡水温偏高，泡10分钟可能会中暑，所以温度不要太高，且泡澡前后都要补充水分，避免中暑的情况发生。

若颈部无法泡入水中，请把手泡入水中。因为手可以测量到脉膊，当手温度上升，升温后的血液会流通全身，让全身暖和起来。

⚠ 浴室的小板凳过矮

洗头或洗脸时因为板凳太矮，身体自然需要往前弯，这样会造成腰部的负担。浴室的小板凳尽量选购高度高一些的，或是能够调整高度的板凳。

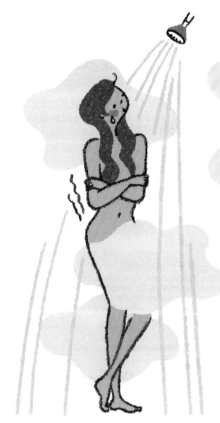

淋浴

淋浴难于让全身
暖和起来。

半身浴

虽说半身浴对健康很好，但难以
暖和到颈部。冰冷的颈部也会影
响到腰部，身体畏寒的人须多加
留意。

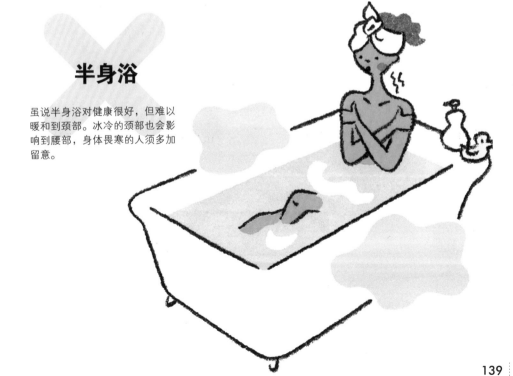

就寝时

选择适合的床垫和姿势 让您一夜好眠

一般认为选择偏硬的床垫有助于改善腰痛，但其实应该配合腰痛类型来选择。睡觉时的姿势和枕头的使用方式也会因腰痛类型而有所不同！

前弯疼痛型

仰躺能减少对腰椎的负担

建议选用略硬的床垫，不使用枕头，全身躺平。若侧睡时应避免固定在某一边睡，要时常变换睡姿。

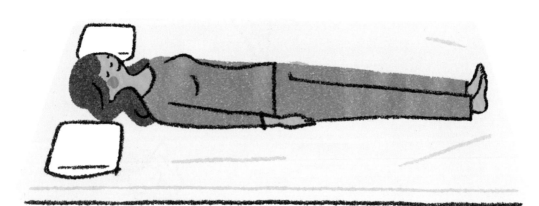

床垫	姿势	改变睡姿	枕头
建议选购略硬的床垫。	采用仰躺姿势，全身躺平。当腰部疼痛时改为侧躺会比较舒服。	若采用固定的睡姿，该侧的肌肉就会一直承受体重的压力，所以应该偶尔变换睡姿。	仰躺睡觉时不使用枕头，可把枕头放在头的两侧，变换成侧睡姿势时头部刚好靠在枕头上，减少颈部的负担。

后仰疼痛型
弯曲身体并伸展背部

后仰疼痛型的人发生腰椎疲劳性骨折或椎管狭窄症的可能性较高，建议选用能够将患部稳固支撑的柔软床垫。若腰部疼痛时可采用侧睡，弯曲身体的姿势会比较舒服些。

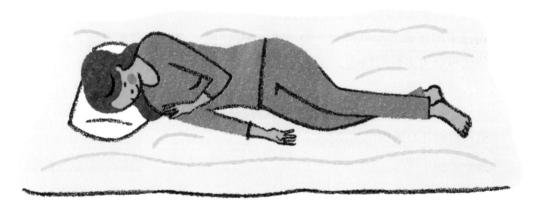

床垫

弯曲腰部有助于改善后仰疼痛型的腰痛，为了保持腰部弯曲的姿势，建议选用柔软的床垫。

姿势

睡觉时采用身体弯曲的姿势较舒服。

※ 仰躺是腰部负担最小的姿势，但腰椎崩解症等疲劳性骨折患者建议采用侧睡，这样能减轻疼痛感，若疼痛减缓或消除时可换回仰躺姿势。

良好的睡眠品质有助于消除腰痛

睡眠期间身体会分泌多种激素，包含生长激素等。生长激素能促进细胞再生，提高身体自愈能力，也有助于解除疲劳和压力、调整自律神经的功能。若要预防和改善腰痛，除了每天做ROM体操，优质的睡眠必不可少。

腰痛的症状不再出现
人生可以更加宽广

腰是我们完成日常生活中运用各种姿势和动作的重要部位——就如同腰的字形所示，月字旁代表身体，旁边的要则表示重要部位，而我解读为"腰是人生的地基"。

若腰部出现疼痛感或不适感，做家事和工作等都会出现障碍，更不用提运动和休闲生活了。日常生活中要做任何姿势或动作都要担心腰痛的发生，你会充满不安与忧虑，从而失去挑战新事物的欲望，心情也随之消沉。

若不用再为腰痛烦心，做任何姿势和动作都不用担心，心情当然会格外好，同时，对未来怀抱更多希望。患者一定亲身体验过多次这样的心境变化，也更懂得改善腰痛后的人生会更加宽广。

通过了解腰痛发生的机制、每天做 ROM 体操，以及注意平日的姿势和动作，就能根除大多数的腰痛。当然，有些腰痛有时需要整骨医院的帮助，不过要达到大幅改善腰痛的目标，主要取决于患者自身的坚强意志与努力。

希望这本书能够帮助您彻底跟腰痛说拜拜！

重新拾回开心无虑的生活！

大幅改善腰痛的 10 个要点

1

每天做 ROM 体操

让关节照护成为习惯

2

避免长时间
维持同一个姿势

时常休息
伸展全身

3

注意保暖

避免吹冷气、吃寒凉的
食物、喝冷饮

4

养成散步的习惯

以适当的速度，
每日步行
20 ~ 30 分钟

5

优质的睡眠

每天熟睡
6 ~ 8 小时

6

凡事适时适度

在工作、家事与运动时
要注意自身状况，
适度即可

7

不要过于
在意疼痛感

想象快乐的事，
让心情保持愉快

8

预防与照护

持续做 ROM 体操与
矫正姿势

9

制订目标

为自己定一个目标，
督促自己多关心
腰痛的治疗

10

腰痛一定能改善!
不要放弃

找出真正的原因，
就一定能改善

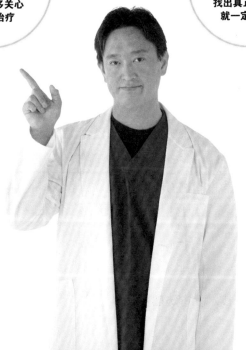

图书在版编目（CIP）数据

1分钟缓解腰痛 / (日) 酒井慎太郎著；高智贤译.
— 武汉：湖北科学技术出版社，2017.8
ISBN 978-7-5352-9444-9

Ⅰ. ①—… Ⅱ. ①酒… ②高… Ⅲ. ①腰腿痛—治疗
Ⅳ. ①R681.505

中国版本图书馆CIP数据核字（2017）第142650号

著作权合同登记号　图字：17-2016-427

作品名：酒井式腰痛が治るＲＯＭ体操
Sakaishiki Youtsu ga Naoru ROM Taisou
© Sakaishintaroui/Gakken Publishing 2012
First published in Japan 2012 by GAKKEN Publishing Co., Ltd., Tokyo
Simplified Chinese translation rights arranged with Gakken Publishing Co., Ltd.
through Beijing Kareka Consultation Center

责任编辑：赵襄玲　周　婧　　　　　　封面设计：烟　雨

出版发行：湖北科学技术出版社　　　　电　　话：027-87679468

地　　址：武汉市雄楚大街268号　　　邮　　编：430070
　　　　　（湖北出版文化城B座13-14层）

网　　址：http://www.hbstp.com.cn

印　　刷：北京和谐彩色印刷有限公司　邮　　编：101111

710×1000　1/16　　　　　　9 印张　　　　　　　　150 千字
2017 年8月第1版　　　　　　　　　　2017 年8月第1次印刷
　　　　　　　　　　　　　　　　　　定　价：35.00 元